SEXUALIDADE SANTA

"Os estudos em torno da sexualidade humana mudaram muito nos últimos anos. Isso aconteceu não apenas pelo aprofundamento em questões que, simplesmente, não eram tratadas outrora, mas, acima de tudo, pelo surgimento de abordagens mais amplas e profundas, bem como pela constituição de novos parceiros nesse diálogo. O livro *Sexualidade Santa*, de Christopher Yuan, é um excelente exemplo dessa mudança. Sem transformar seu trabalho em uma pesquisa técnica e árida, Yuan consegui lidar teologicamente com temas difíceis da sexualidade, identidade e relacionamentos humanos, sem abrir mão de uma generosa compaixão pastoral. Além disso, o livro não se resume em um mera sincronização de posições teológicas já consagradas, mas também traz contribuições realmente inovadoras — em especial, sua posição central sobre a "sexualidade santa", que desarticula e inopera categorias consagradas do discurso secular sobre sexualidade. Por tudo isso, recomendo fortemente a leitura desta obra para todos aqueles que procuram uma crítica bíblica à noção de identidade baseada meramente na orientação sexual, bem como respostas teologicamente orientadas para os dilemas mais agudos que atingem as famílias, a sexualidade, o celibato, a solteirice e a comunhão cristã na Igreja de Cristo."
— PEDRO LUCAS DULCI, PhD, pastor efetivo da Igreja Presbiteriana Bereia (Goiânia, GO); coordenador pedagógico do Invisible College

"Louvo a Deus pela sabedoria dada a Christopher Yuan e pela obra necessária que ele escreveu — um livro cheio de graça e verdade, bem fundamentado na Palavra de Deus. A igreja brasileira necessitava de um material como este para ajudar pessoas que lutam com atração pelo mesmo sexo, trazendo a luz do Evangelho para a confusão que o mundo tem feito sobre esse tema."
— LARISSA FERRARO, conselheira bíblica; autora de *Comer para a Glória de Deus* e *Mulheres e Sexo: Mentiras que Escravizam e Verdades Bíblicas que Libertam*

"Em quase duas décadas de ministério na aérea da sexualidade, a frase que mais ouço é: 'a igreja não está preparada para lidar com esse tema'. Bem, você tem em mãos um livro que, por meio de uma abordagem sábia, didática e corajosa, o ajudará a diminuir esse despreparo. Certamente, esta leitura se faz urgente em dias repletos de falsas doutrinas a respeito de uma das mais belas e poderosas criações de Deus: a sexualidade humana."

— DAVID RIKER, formado em teologia, filosofia e pós-graduado em sexualidade humana; autor de *O que Deus Tem a Ver com Sexo?*

"Eu leio muitos livros, e *Sexualidade Santa* está na lista dos mais importantes que li na última década. Há uma necessidade urgente de considerar a identidade humana e sua possível relação com gênero e sexualidade que seja tanto biblicamente perspicaz e teologicamente fundamentada quanto afetuosa e pessoal. Essa é a abordagem deste livro. *Sexualidade Santa* é profundamente relevante em uma era de confusão tóxica. Ele deve ser lido por todos os que questionam sua identidade sexual, bem como por pastores, pais, amigos e irmãos."

— RANDY ALCORN, autor de *Céu, Happiness* e *The Purity Principle*; diretor de Eternal Perspective Ministries

"Um livro realmente de tirar o fôlego, que desvenda as questões da *alma* relacionadas ao gênero. Este livro não apenas chega ao cerne da sexualidade, mas alcança o coração do Evangelho. Yuan é um pensador perspicaz e entusiasmado contador de histórias."

— J. D. GREEAR, PhD, autor de *Not God Enough*; 62º presidente da Convenção Batista do Sul dos EUA; pastor da Summit Church (Raleigh-Durham, EUA)

"Em um mundo com muitas opiniões sobre sexualidade, Christopher Yuan deu à igreja e ao mundo um recurso ancorado em algo muito mais concreto: a Palavra de Deus. E, por essa razão, acredito que este livro pode levar muitos à verdade que libertará a todos."
— JACKIE HILL-PERRY, poeta, palestrante, artista e autora de *Garota Gay, Bom Deus: A História de Quem eu Era e de Quem Deus Sempre Foi*

"O Dr. Christopher Yuan fez algo urgente e profundamente necessário: contou a Grande História da Bíblia sobre sexualidade — e sobre atração por pessoas do mesmo sexo — sem abrir mão da verdade ou do amor que está no cerne dessa história. O poderoso amor de Deus por nós é expresso em sua paixão por nos tornar santos, assim como ele é santo. Ele, portanto, nunca nos chama apenas para o celibato ou para a felicidade, mas para uma santidade e alegria transcendentais. Essa é a plenitude e a glória de andar com o Deus que morreu por nós. Que Deus nos livre de nos contentarmos com algo menos do que isso."
— ERIC METAXAS, autor best-seller do New York Times de *Bonhoeffer: Pastor, Mártir, Profeta, Espião* e *Martin Luther: The Man Who Rediscovered God and Changed The World*

"Que presente Christopher Yuan é para o corpo de Cristo! Sua jornada para 'um país distante' e de volta para a união com Cristo o levou a lidar com perguntas difíceis que todos nós fazemos — ou precisamos fazer — nos dias de hoje sobre sexualidade, identidade, santificação — tanto o processo quanto o alvo — e o que significa mortificar o pecado e declarar guerra contra ídolos do coração. Ao abordar esses tópicos importantes, Christopher é, ao mesmo tempo, humilde, compassivo, perspicaz e inabalavelmente comprometido com a santidade, autoridade das Escrituras

e glória de Deus. Escrever este livro sem dúvida exigiu intenso esforço e grande coragem. Obrigado, Christopher, por estar disposto a perseverar pelo bem de todos nós e, sobretudo, por amor a Cristo."
— NANCY DEMOSS WOLGEMUTH, escritora, professora e apresentadora do podcast *Aviva Nossos Corações*

"Quando se trata de sexualidade, solteirice e casamento, precisamos de todos os bons livros que pudermos encontrar. E, certamente, precisamos deste livro de Christopher Yuan. *Sexualidade Santa* é exposição bíblica, exploração teológica e exortação pastoral. Christopher nos deu uma obra esclarecida e afetuosa que inspirará e encorajará os cansados, bem como instruirá e gentilmente corrigirá aqueles que foram mais moldados pela cultura do que pelo caminho de Cristo."
— KEVIN DEYOUNG, pastor titular da Christ Covenant Church (Matthews, EUA); professor assistente de Teologia Sistemática no Reformed Theological Seminary (Charlotte, EUA)

"Sou muito grato por Christopher Yuan e sua fidelidade no ministério confiado. Sou grato porque ele se tornou uma voz de esclarecimento em meio a tanta confusão teológica e sexual. Oro para que muitos ouçam seu apelo a uma sexualidade santa."
— TIM CHALLIES, blogueiro, crítico literário e autor de *Faça Mais e Melhor: Um Guia Prático para a Produtividade*

"Se você está procurando um livro sobre o que a Bíblia ensina sobre sexualidade, acabou de encontrar um dos bons. Na verdade, um dos melhores que já li. Este livro, contudo, é muito mais do que isso.

É um chamado inspirador para tomarmos nossa cruz e seguirmos Jesus, que é totalmente digno para os que ele ama. Oro para que Deus levante toda uma geração como Christopher Yuan, que nos conduza com coragem e compaixão, a fim de que o mundo saiba que Jesus salva."
— **COLLIN HANSEN**, diretor editorial do Gospel Coalition; coautor de *A God-Sized Vision: Revival Stories that Stretch and Stir*

"*Sexualidade Santa* é simplesmente excepcional. Este livro reacenderá sua imaginação acerca do Evangelho e de como ele molda nossa sexualidade. Yuan escreve com a caneta de um teólogo, mas também possui o coração de alguém que conhece o assunto por experiência própria. Este livro será leitura obrigatória para a equipe de nossa Transformation Church e um recurso para todos os membros."
— **DERWIN L. GRAY**, DMin, pastor titular da Transformation Church (Fort Mill, EUA); autor de *Limitless Life: You Are More Than Your Past When God Holds Your Future*

"Meu amigo Christopher Yuan escreveu um livro biblicamente sólido, autoconsciente do ponto de vista cultural e direcionado ao uso pastoral. Em *Sexualidade Santa*, Christopher entende que os debates culturais e bíblicos são movidos por correntes ainda mais profundas: identidade e crença. Como Christopher escreve: 'O apóstolo Paulo diz que em Cristo 'vivemos, nos movemos e existimos' (At 17.28). Portanto, minha identidade não é gay, ex-gay, nem mesmo heterossexual. Minha *verdadeira* identidade está somente em Jesus Cristo'. Isso é o que nossa sociedade precisa ouvir. Sou incapaz de recomendar este livro tanto quanto gostaria. É uma obra

que escandaliza nossa época, porque chama e atrai os leitores para um horizonte maior do que o oferecido pelo secularismo e liberalismo teológico. *Sexualidade Santa* aborda questões difíceis que assolam a cultura e a igreja local, mas faz isso com um tom de sabedoria e graça."
— **Andrew T. Walker**, PhD, diretor de estudos políticos na Comissão de Ética e Liberdade Religiosa; autor de *Deus e o Debate sobre Transgêneros: O que a Bíblia Realmente Diz sobre a Identidade de Gênero*

"Será que a Bíblia tem algo a dizer sobre orientação sexual? Será que Deus chama homossexuais à heterossexualidade? O que os pais devem fazer quando um filho diz: 'Eu sou gay'? Christopher Yuan reduziu essas questões complexas e controversas a uma simples resposta: 'Quando se trata de atrações entre o mesmo sexo, o problema é o pecado, e o Evangelho é a resposta'. Christopher está certo por completo: somos chamados à santidade, a uma sexualidade santa e a refletir a imagem de Deus em todos os aspectos de nossa vida. Esta é uma exposição escrita com clareza, fundamento bíblico e teologia sólida. É uma leitura importante para solteiros, casais, pastores e todos aqueles que lidam com a atração pelo mesmo sexo."
— **Michael L. Brown**, PhD, apresentador do programa de rádio *Line of Fire*; autor de *Can You Be Gay and Christian?*

"A obra de Christopher Yuan nos fala que existe algo muito importante: nossa identidade em Cristo e a capacitação proveniente dela. Como ele mostra, essa ênfase nos ajuda na vida por completo — sobretudo, nas áreas de sexualidade, identidade sexual, casamento, solteirice e na comunidade que supre as necessidades da esfera íntima e familiar. O equilíbrio bíblico em todas essas áreas pode ser um desafio em nossa cultura, principalmente

no que se refere a saber como amar e conversar sobre essas questões. Este livro faz um excelente trabalho em mostrar o caminho."
— DARRELL L. BOCK, PhD, diretor executivo de engajamento cultural no Centro Howard G. Hendricks de Liderança Cristã e Engajamento Cultural; professor pesquisador titular de estudos em Novo Testamento no Dallas Theological Seminary (Texas, EUA)

"O Dr. Christopher Yuan combina sua própria história impactante com perspicazes percepções biblicamente ancoradas a respeito de todo o assunto de nossa verdadeira identidade e sua relação com nossa sexualidade. Deus tem um grande plano para o florescimento humano, e este livro o apresenta de forma envolvente. A grande ideia do Dr. Yuan — escrita e argumentada com clareza — é de que a sexualidade santa é uma chave para o florescimento humano. Seu tom é gracioso do início ao fim. O livro é intransigente em sua fidelidade à Palavra. Espero que esta obra seja amplamente divulgada e lida com profundidade."
— GRAHAM A. COLE, ThD, reitor e vice-presidente de educação e professor de Teologia Bíblica e Sistemática na Trinity Evangelical Divinity School (Deerfield, EUA)

"*Sexualidade Santa* é um livro que deve ser lido por todo cristão genuíno. Yuan traz um maravilhoso equilíbrio entre discernimento bíblico e aplicação prática de como os cristãos podem abordar com sabedoria algumas das questões mais difíceis sobre sexo e relacionamentos hoje. Além disso, seu compromisso inabalável com o Evangelho transparece em cada página. Eu não poderia recomendar este livro com mais entusiasmo!"
— SEAN MCDOWELL, PhD, professor associado de Apologética Cristã na Biola University (La Mirada, EUA); coautor de *Evidência que Exige um Veredito: Evidências Históricas da Fé Cristã*

"Este é um livro sobre sanidade sexual, e Deus sabe que precisamos disso. Nossa cultura desvinculou a sexualidade da realidade espiritual e biológica, colocando sobre ela um fardo que não foi feita para carregar. A sexualidade não foi feita para nos definir. Ela não pode realizar nossos sonhos e não nos completará. Como um presente de Deus mantido em perspectiva, a sexualidade é maravilhosa. Como um ídolo, é terrível. Mais do que nunca, precisamos saber o que é a sexualidade santa."
— JON BLOOM, escritor, presidente do conselho e cofundador do Desiring God

"Christopher Yuan faz a transição da sexualidade humana para a sexualidade santa. Ao mesmo tempo, ele escreve com paixão e compaixão, erudição e espiritualidade, experiência pessoal e experiência prática."
— LEITH ANDERSON, DMin, presidente da National Association of Evangelicals

CHRISTOPHER YUAN

PREFÁCIO DE ROSARIA BUTTERFIELD

SEXUALIDADE SANTA

Dados Internacionais de Catalogação na Publicação (CIP)
(Câmara Brasileira do Livro, SP, Brasil)

Yuan, Christopher
    Sexualidade santa / Christopher Yuan ; [tradução Thaís Pereira Gomes]. -- São José dos Campos, SP : Editora Fiel, 2025.

    Título original: Holy sexuality and the Gospel.
    ISBN 978-65-5723-396-2

    1. Sexo - Aspectos religiosos - Cristianismo I. Título.

25-260744   CDD-261.8357

Elaborado po Eliete Marques da Silva - CRB-8/9380

Sexualidade santa

Traduzido do original em inglês
Holy sexuality and the Gospel: Sex, desire, and relationships shaped by God's Grand Story
Copyright © 2018 por Chistopher Yuan. Todos os direitos reservados.

•

Originalmente publicado em inglês por Multnomah, Colorado Springs, EUA.

Copyright © 2024 Editora Fiel
Primeira edição em português: 2025

Todos os direitos em língua portuguesa reservados por Editora Fiel da Missão Evangélica Literária.

PROIBIDA A REPRODUÇÃO DESTE LIVRO POR QUAISQUER MEIOS, SEM A PERMISSÃO ESCRITA DOS EDITORES, SALVO EM BREVES CITAÇÕES, COM INDICAÇÃO DA FONTE.

As citações bíblicas sem indicação da versão foram extraídas da Almeida Revista e Atualizada (ARA © 1993 Sociedade Bíblica do Brasil). As citações com indicação da versão *in loco* foram extraídas/ traduzidas da Almeida Revista e Corrigida (ARC © 2009 Sociedade Bíblica do Brasil), Bíblia Livre para Todos (BLT CC BY-SA 4.0 Dr. Jonathan Gallagher), English Standard Version (ESV © 2001 Crossway Bibles), Nova Almeida Atualizada (NAA © 2017 Sociedade Bíblica do Brasil), Nova Tradução na Linguagem Hoje (NTLH © 2000 Sociedade Bíblica do Brasil), Nova Versão Internacional (NVI © 1993, 2000, 2011, 2023 por Biblica, Inc.), Nova Versão Transformadora (NVT © 2016 Editora Mundo Cristão) e Tradução Ecumênica da Bíblia (TEB © 1994 Edições Loyola).

•

Diretor: Tiago J. Santos Filho
Editor-chefe: Vinicius Musselman Pimentel
Coordenadora Gráfica: Gisele Lemes
Editor: André G. Soares
Tradutora: Thaís Pereira Gomes
Revisora: Victória Cardoso Arrais
Diagramador: Caio Duarte
Capista: Caio Duarte

ISBN brochura: 978-65-5723-396-2
ISBN e-book: 978-65-5723-397-9

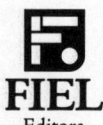

Caixa Postal, 1601
CEP 12230-971
São José dos Campos-SP
PABX.: (12) 3919-9999
www.editorafiel.com.br

Para mamãe.

Obrigado por ser a heroína da minha infância, por me ensinar a ser persistente e nunca me contentar com a mediocridade. Em minha idade adulta, obrigado por ser uma pioneira, apontando para o verdadeiro norte da imagem perfeita de Deus, que é Cristo. Este livro sobre santidade é dedicado a você.

SUMÁRIO

Agradecimentos 19
Prefácio 25

1. Moldados pela Grande História de Deus 29
2. Um caso de identidade equivocada 35
3. A imagem de Deus 43
4. A marca do pecado 55
5. Por que a antropologia é importante 67
6. Sexualidade santa 77
7. Tentações 89
8. A anatomia do desejo 95
9. "Orientação sexual" 107
10. A aliança bíblica do casamento 115
11. Uma teologia do casamento 131
12. Solteirice 143
13. Mais sobre solteirice 153
14. Família espiritual 173
15. Santificação 191
16. Maus frutos nas videiras 201
17. Compaixão 211
18. Alcance 223
19. Recebendo as notícias 235
20. Discipulado 245

Guia de estudo 257

AGRADECIMENTOS

Talvez você já tenha ouvido falar que "escrever um livro é como dar à luz". Como homem solteiro, isso foi o mais próximo que tive de ter um filho. Venho trabalhando neste livro desde 2015. Tive um começo bastante difícil, tentando dar estrutura a tudo o que queria dizer. Normalmente, escrever um livro não deveria demorar tanto, e eu, certamente, esperava terminar em muito menos tempo.

Assim como um bebê, no entanto, não importa o que aconteça: exceto em casos de complicações, uma menininha ou um menininho nasce em nove meses. Esteja pronto ou não! Não vou fingir que conheço a dor de carregar uma criança por nove meses nem a agonia excruciante do trabalho de parto. Porém, durante meus três anos de "gestação" (pesquisa e escrita), certamente experimentei dor e agonia! Sem toda a ajuda que recebi, este livro não teria sido possível.

Mais do que qualquer outra coisa, devo começar louvando a Deus por me colocar nesta jornada de doce rendição ao Senhor Jesus. Ele me deu coragem e sabedoria para organizar estas palavras. Obrigado,

Senhor, pela tua paciência. Continua a renovar minha mente para que ela se conforme à imagem de Cristo. Capacita-me a negar a mim mesmo e a tomar minha cruz todos os dias. Fortalece-me para seguir a Jesus a cada momento da minha vida. Espero ansiosamente pelo dia em que poderei te ver face a face e ouvir-te dizer: "Muito bem, servo bom e fiel".

Agradeço aos meus agentes literários, Robert Wolgemuth e Austin Wilson. Robert, foi uma alegre surpresa ter tido a chance de conhecê-lo em 2013. Você viu potencial em mim. Apenas dois anos após o lançamento do meu primeiro livro em 2011 — quando eu não estava com vontade de escrever —, você me incentivou, com gentileza, a ser autor novamente. Austin, quem diria que um dos meus alunos do meu segundo ano como professor no Moody Bible Institute me representaria neste projeto de livro? Sua diligência nos detalhes e sua paixão pelo Senhor o levarão longe. Continue lutando o bom combate!

Lawrence Kimbrough, agradeço por me ajudar a organizar meu furacão de pensamentos e ideias. Kate Etue, seu olhar sobre o manuscrito e seu talento editorial melhoraram imensamente minha escrita. Assim como no meu primeiro livro, devo muito a você por me ajudar a alcançar a linha de chegada. Estou cheio de grande gratidão ao pensar em Dustin Coleman, Jeffrey Jue, Sean McDowell, Marty Schoenleber e Dominick Hernández, que leram os rascunhos de meu manuscrito. O amor de vocês pelos idiomas bíblicos e pela teologia foi muito útil para mim e para este projeto. Agradeço também a Nick Harrison e Crystal Anderson, que ajudaram no fluxo e no aprimoramento das ideias. Também sou grato a todos vocês que ajudaram na pesquisa e na busca de recursos: Joseph Torres, Lour Volkart, Kevin Walker, Connor Ham, Nina Dorsch, Kendall Brewer e Yoori Hwang (meu assistente de ensino).

Não mereço a paciência estendida a mim pelos meus editores da Multnomah, pois perdi vários prazos. Andrew Stoddard, você se dedicou a este projeto quando tudo o que eu tinha era um forte tema geral e minhas ideias ainda estavam como um quebra-cabeça dentro da caixa.

AGRADECIMENTOS

Bruce Nygren, Thomas Womack, Laura Wright e o restante da equipe poliram meu manuscrito e fizeram com que ele ganhasse vida.

Rosaria Butterfield, antes de nos conectarmos em 2013, estava começando a achar que eu era uma anomalia e que teria de navegar no ministério sozinho. Obrigado por abrir o caminho entre as valas da mudança de orientação e a ideia de que a orientação homossexual é boa. Você aguentou seu "irmão mais novo" e minhas incessantes mensagens diárias: "Tenho uma pergunta rápida". Nossas conversas por telefone me aprimoram e orar com você enriquece meu espírito. Sinto-me honrado de chamá-la de minha irmã mais velha!

Joe Hendrickson, o Senhor nos uniu, em sua infinita bondade, como colegas de quarto no Moody Bible Institute. Você nunca teria adivinhado, quando o busquei no Aeroporto Internacional Midway, em 2002, que eu era um motorista tão maluco e que, 16 anos depois, seríamos irmãos próximos no Senhor. Eu devo muito a você pela sua corajosa honestidade e intimidade destemida ao longo desses anos.

Alysia Green e Yvonne Foo, meus pais e eu somos muito abençoados por tê-las como parte de nossa equipe de ministério. Sua atenção aos detalhes e seu coração de servas completam nosso ministério. Eu amo seu compromisso com o Senhor e sua disposição de ir para cima e para frente. Sei que não é pouca coisa o esforço e o tempo que dedicam ao nosso ministério. Estou ansioso por muitos mais anos servindo juntos pelo Evangelho!

Hai-Ray e Lea Meng, Hover Nham e Joanne Kao, vocês têm sido grandes amigos para nossa família e apoiadores fenomenais. Nossos melhores torcedores! Sou grato pela amizade e orações. Vocês nos fazem sentir uma grande família!

Steven Yuan, você sempre foi um ótimo irmão mais velho. As pessoas perguntam se nós brigávamos. Ninguém acredita que nunca brigamos — algo que pouco teve a ver comigo. Crescemos tão diferentes, mas você nunca me fez sentir um estranho. Tenho prazer em testemunhar

Deus trabalhando em você e fico empolgado para ver o que ele tem preparado para sua vida nos anos à frente. Não se esqueça: ame a Jesus mais do que a vida!

Por último, devo muitíssimo aos meus pais, Dr. Leon e Angela Yuan. Vocês me mimaram ao cuidar de muitos detalhes (cozinhar, lavar roupa, dar carona etc.) para que eu pudesse focar na escrita. Sem as suas persistentes exortações para eu manter o foco, nunca teria terminado este livro. Palavras não podem expressar o quão grato sou por ter pais tão maravilhosos como vocês. Não consigo acreditar no quanto sou abençoado por poder viajar com vocês e termos parceria no ministério! Com vocês, ficar sozinho não é o mesmo que ficar solitário. Não foi só a minha conversão que esteve ligada às suas jornadas de fé, mas também minha santificação diária, que está diretamente ligada ao fato de vocês me amarem e mostrarem o que realmente significa "família espiritual".

Pai, você tem sido o meu maior apoiador e torcedor neste projeto. Por vezes, parecia que o livro era seu! Seus olhos brilham sempre que fala sobre o meu livro. É tanto constrangedor quanto comovente ouvir você se gabar de mim com tanto entusiasmo para os outros. Obrigado por me amar e por amar a Jesus!

Quando eu estava no ensino médio, tive de escrever uma redação sobre o meu "herói". Todos os outros alunos escreveram sobre alguém famoso: uma estrela de cinema, um jogador profissional ou uma figura histórica. Eu escrevi sobre minha mãe e dei o título de "Mãe, minha heroína". Mãe, você abriu mão da sua bolsa de estudos integral para um mestrado para fazer o que de fato queria: ser esposa e mãe. Depois, colocou papai em não um, mas em dois programas de doutorado. Enquanto ele estava fora cursando seu segundo doutorado, você aceitou receber um salário-mínimo como técnica de diálise renal, trabalhando no turno da noite para poder estar comigo e com Steven durante o dia. Você levou seu papel de mãe a sério e se recusou a entregá-lo a outra pessoa.

AGRADECIMENTOS

Com seu salário modesto, você colocou papai na escola duas vezes e ainda conseguiu economizar o suficiente para comprarmos uma casa. Você montou o consultório odontológico dele do zero. Você combinou seu aguçado senso de negócios com sua paixão pelo altruísmo, fundando uma organização sem fins lucrativos com um projeto habitacional para idosos de baixa renda há mais de 30 anos. Mas todas essas boas obras são lixo comparadas à realidade de permitir que o Espírito Santo a levasse à água viva; de aceitar o presente da nova vida e se tornar uma nova criação. Você busca perfeição e santidade em tudo o que faz. Você brilha Cristo. Você é minha heroína. Este livro sobre santidade é dedicado a você.

PREFÁCIO

Em 2011, junto à sua mãe, Angela Yuan, Christopher Yuan escreveu uma impressionante e transparente autobiografia, intitulada *Out of a Far Country: A Gay Son's Journey to God, a Broken Mother's Search for Hope* [Vindo de um país distante: a jornada de um filho gay até Deus e a busca de uma mãe quebrantada por esperança]. Nunca uma biografia teve um impacto tão pessoal em minha vida.

Na época em que o livro foi publicado, a cultura cristã frequente e mecanicamente falava sobre ser "liberto da homossexualidade". Em forte contraste, *Out of a Far Country* revelou que Christopher — como todos os verdadeiros seguidores de Jesus Cristo — foi convertido não da homossexualidade, mas da incredulidade. Apenas porque o Evangelho de Jesus Cristo o transformou de dentro para fora — tornando-o um novo homem em Cristo — é que ele conseguiu fazer o que todos os convertidos fazem: matar os ídolos, inclusive o ídolo do pecado sexual, o qual deseja se apoderar de nós desde as mais tenras memórias. Essa poderosa autobiografia revelou: viver como um seguidor de Cristo não é um trabalho moralista feito rápida e mediocremente. É morrer para si mesmo, a fim de poder viver para Cristo. Ao final da obra, Christopher apresenta o conceito de "sexualidade santa", mudando o paradigma do que significa viver o melhor de Deus para nós.

Uma autobiografia, porém, é rústica por definição. Por vezes, deixa o leitor com mais perguntas do que respostas. O que é a sexualidade santa? Não é melhor ser casado do que solteiro (embora a Bíblia diga o exato contrário)? Não é melhor ser heterossexual do que homossexual (embora a Bíblia se recuse a definir identidade em termos freudianos)? O cristão não é liberto da homossexualidade (embora a Bíblia deixe claro que os cristãos lutarão contra todo tipo de pecado nesta vida e que lutar com o poder de Cristo para mortificar o pecado e se arrepender dele é algo que glorifica a Deus)? Em *Sexualidade Santa*, o Dr. Yuan, ao seu modo característico — afetuoso, envolvente, prático e de uma teologia sólida —, traz orientações sobre essas e tantas outras questões.

Desde a Queda de Adão, o coração humano se colocou em rebeldia contra a autoridade de Deus. Essa rebeldia tem tomado diferentes formas ao longo dos tempos. Em um passado não tão distante, culpávamos o diabo por nossas paixões sexuais pecaminosas ("o diabo me levou a fazer isso"). Com o surgimento da negligência teológica da neo-ortodoxia, construímos uma geração de cristãos que culpam o Espírito Santo por seus desejos pecaminosos ("Deus me fez assim, e, quando ajo de acordo com os desejos do meu coração, isso é sinal de bons frutos"). Assim, desde o fim da era moderna, o Evangelho está em rota de colisão com o ídolo da liberdade sexual.

A questão não diz respeito apenas aos que lutam contra a atração pelo mesmo sexo ou aos que amam alguém que se identifica como LGBTQIAPN+, mas a todos nós. Todos devemos declarar guerra santa contra os ídolos de nosso coração. O ídolo da nossa época é este: "Seus desejos sexuais o definem, determinam e devem sempre lhe trazer prazer".

O Dr. Yuan nos mostra quão perigosa é essa ideia e para onde nos levará. Ele esclarece como essa teologia não bíblica enfraquece nossa capacidade de amar ao Senhor, confiar em sua lei moral, viver na vitalidade do Espírito Santo e aplicar os hábitos de graça necessários em tempos de tribulação (inclusive a tribulação de abalar os portões do céu com oração pelos entes queridos cujos desejos da carne os ferem rápida e furiosamente).

À luz disso, *Sexualidade Santa* ajuda o leitor a lidar com parte do novo vocabulário atual, apresentado após o caso Obergefell *versus* Hodges na Suprema Corte em 2015, que legalizou o casamento entre pessoas atraídas pelo mesmo sexo em todos os 50 estados americanos. Este livro aborda de forma direta perguntas muito difíceis e prementes: o que há de errado em fazer tratamento para "mudar" minha orientação sexual? A orientação sexual revela quem de fato sou no mais fundo de meu ser? Se ainda luto contra desejos sexuais pelo mesmo sexo, sou um cristão gay? Como demonstro amor por meu filho adulto que se identifica como gay e me dá ultimatos sobre seu iminente casamento?

O Dr. Yuan esclarece como pensar do ponto de vista bíblico e agir com clareza moral. Os cristãos devem lidar, dia após dia, com o pecado original que nos corrompe; o pecado pessoal que nos atrai e distrai; e o pecado que habita dentro de nós e nos manipula. *Sexualidade Santa* expõe como usar as ferramentas dadas por Deus para glorificá-lo em nossa confissão e arrependimento. Como cristãos, devemos aprender a odiar nosso pecado sem odiar a nós mesmos. A obra do Dr. Yuan nos mostra como nossa união com Cristo revela o poder de sua ressurreição à medida que negamos nossos profundos desejos em troca de algo melhor.

Este livro é uma obra-prima de integridade teológica e esperança para os que lutam com questões sexuais e que estão ao seu lado. *Sexualidade Santa* não sacrifica a boa teologia bíblica em favor da experiência pessoal, mas também não descarta o poder e a importância da experiência pessoal. Cada página transborda amor por Deus, pelo próximo e pela Igreja. O amor que você encontra aqui é vital e bíblico.

É o tipo de amor não reconhecido pelo mundo. Refiro-me ao Amor que veio com sangue sacrificial, dor inimaginável, traição cruel e alegria eterna para os que permanecem apenas no Cristo ressurreto.

Leia este livro. Ele lhe trará esclarecimento bíblico, teologia prática, orientação pastoral e testemunho pessoal sobre a verdade de uma vida no Evangelho — a verdade de que morrer para si mesmo e viver para Cristo é uma tarefa heroica. Com a ajuda de Deus, contudo, é o único caminho a seguir para nós, nossos entes queridos que estão perdidos e nosso mundo ferido.

A Bíblia é o livro mais importante que o mundo tem por todas as gerações. A Bíblia é nosso guia para a fé e a vida. Nada pode competir com ela nem a melhorar. Não obstante, este livro que você tem em mãos, *Sexualidade Santa*, do Dr. Christopher Yuan, é o livro mais importante humanamente escrito sobre sexualidade bíblica e vida piedosa para os nossos tempos.

— Rosaria Butterfield

1
MOLDADOS PELA GRANDE HISTÓRIA DE DEUS

ESTRUTURANDO O DIÁLOGO COM A TEOLOGIA

"Eu sou gay". Uma declaração simples com um significado complexo e multifacetado. Todos conhecemos alguém que é gay. É provável que você tenha adquirido este livro porque tem um filho, irmão, colega de trabalho ou amigo querido gay.

Como seguidor de Cristo, você reconhece que João 3.16 ("Porque Deus amou ao mundo de tal maneira") inclui essa pessoa. Seu amor por ela ou por ele não está em questão. Em vez disso, a questão é: como é esse amor?

Muitos livros oferecem conselhos sobre como mostrar compaixão aos que têm atração pelo mesmo sexo, apresentando abordagens diferentes — por vezes, até conflitantes — sobre como fazer isso. Será que devemos ajudar gays e lésbicas a abraçarem sua sexualidade e promover uma "reforma" moderna da igreja que apoie o casamento entre pessoas do mesmo sexo? Será que devemos ajudar a curar uma igreja dividida defendendo a unidade entre os lados "apoiadores" e "não apoiadores"?

Devemos ajudar os cristãos gays tanto a cultivarem amizades espirituais profundas quanto a aceitarem a dura realidade do celibato por toda a vida? Devemos ajudar os que têm atração não desejada pelo mesmo sexo a satisfazerem seu potencial heterossexual e se casarem com alguém do sexo oposto? Ou será que o Evangelho chama *todos* a algo mais custoso, porém mais magnífico do que já imaginamos?

Todas as diversas abordagens desses livros começam com uma intenção comum: amor. A diferença não é apenas metodológica. Ela, contudo, provém de diferentes definições de *amor*. Sem dúvida, muitos pastores bem-intencionados que pregam sermões "de fogo e enxofre" contra a comunidade gay *acreditam* fazerem isso por amor — embora seja um amor profundamente equivocado e uma visão distorcida do Evangelho.

Com tantas metodologias, qual é a certa? Discernir a maneira certa de amar não é um exercício teórico. Para mim, é profundamente pessoal.

ESSA É A MINHA HISTÓRIA

Em 1993, anunciei aos meus pais que eu era gay. Foi um enorme transtorno em nossa família, para dizer o mínimo. Porém, no fim das contas, o momento se tornou um catalisador que levou todos, um por um, ao Senhor.

Na época, minha mãe, que não era crente, me rejeitou. Contudo, ao contrário do estereótipo, depois que se tornou cristã, ela viu que não podia fazer nada além de amar seu filho gay como Deus a amou.

Sem mais segredos, no entanto, senti-me desimpedido para abraçar totalmente "quem eu era". A nova liberdade logo me lançou em um caminho de autodestruição, envolvendo promiscuidade e uso de drogas ilícitas. De fato, nem todos os homens gays seguem esse caminho, mas essa foi a minha realidade. Acabei expulso da faculdade de Odontologia em Louisville, mudei-me para Atlanta e me tornei fornecedor de drogas para traficantes de mais de uma dúzia de estados.

Durante esse tempo, Deus trabalhou graciosamente na vida de meu pai e minha mãe, trazendo ambos à fé salvadora em Cristo. Meus pais não sabiam da extensão da minha rebeldia. Contudo, à luz de sua fé recém-descoberta, sabiam que meu maior pecado não era o comportamento homossexual, e sim a incredulidade. Aquilo de que eu mais precisava, por meio do dom da graça de Deus, era fé para crer em Jesus e segui-lo.

Minha mãe começou a fazer uma oração ousada: "Senhor, faz o que for preciso para trazer esse filho pródigo até ti". Ela não orou para que eu voltasse para Chicago ou parasse com meu comportamento rebelde. Seu principal pedido foi para Deus me atrair para si e eu cair em seus braços de amor como um filho adotado e comprado pelo sangue do Cordeiro.

A resposta às orações dela veio de uma maneira inesperada: fui preso por tráfico de drogas. Na prisão, passei pelo momento mais sombrio da minha vida ao receber a notícia de que eu era HIV positivo. Naquela noite, deitado na cama de uma cela, notei algo rabiscado no beliche de metal acima de mim: "Se estiver entediado, leia Jeremias 29.11". Fiz. Fiquei intrigado com a promessa lida: "Eu é que sei que pensamentos tenho a vosso respeito, diz o Senhor; pensamentos de paz e não de mal, para vos dar o fim que desejais".

Li a Bíblia cada vez mais. À medida que a lia, percebi que tinha colocado minha identidade no lugar errado. O mundo diz aos que têm atração pelo mesmo sexo que a sexualidade é o centro de quem somos. A Palavra de Deus, no entanto, pinta um quadro bem diferente. Gênesis 1.27 afirma que todos fomos criados à imagem de Deus. Para o apóstolo Paulo, em Cristo "vivemos, e nos movemos, e existimos" (At 17.28). Portanto, minha identidade não é gay, ex-gay, nem mesmo heterossexual. Minha *verdadeira* identidade está somente em Jesus Cristo.

Quando finalmente fui liberado da prisão, comprometi-me a estudar a verdade bíblica e teológica e me submeter a ela. Matriculei-me em uma faculdade de Teologia e, em seguida, em um seminário. Com o tempo, Deus me restituiu os anos que os gafanhotos haviam consumido (Jl 2.25). Meus pais e eu agora viajamos pelo mundo com um ministério de duas gerações, comunicando a graça e a verdade de Deus acerca da sexualidade bíblica.

DO SIGNIFICADO AO MÉTODO

Durante minha jornada de gay agnóstico a professor evangélico de Bíblia, percebi que as diferenças na forma como as pessoas reagem a gays e pessoas atraídas pelo mesmo sexo estão enraizadas em *significado*. Desde tempos antigos, a humanidade busca significado. E do significado fluem as ações.

Nossas abordagens divergentes sobre como amar a comunidade gay, resultantes de interpretações divergentes de significado, podem ser esmagadoras e confusas. A clareza não surge ao tentarmos decidir qual abordagem é a mais compassiva, e sim ao observar qual está fundamentada na versão certa da verdade: a verdade de Deus. Com boas intenções, podemos nos apressar em fazer "o certo", mas, se não começarmos com o *pensamento certo*, há uma boa chance de estarmos fazendo algo errado.

Tanto a compaixão quanto a sabedoria são virtudes. Mas a compaixão sem sabedoria pode ser descuidada e até imprudente. A sabedoria sem compaixão é inútil e até farisaica. A verdadeira compaixão flui da sabedoria, e a verdadeira sabedoria resulta em compaixão. Não há dicotomia. A verdadeira vida cristã é construída sobre a sabedoria piedosa.

Em nossa sociedade, somos muito incentivados a abraçar a relevância e o pragmatismo às custas da verdade. A prática certa, porém, flui da verdade certa. Devemos resistir ao impulso natural de desconectar a prática da verdade e a verdade da prática.

Há, sem dúvida, grande importância em analisar a ética do relacionamento entre pessoas do mesmo sexo. Muitos estudiosos escreveram sobre as principais passagens do Antigo e Novo Testamento que proíbem esse tipo de prática sexual. Esse trabalho é vital, e vários livros o fazem bem.[1]

Nós, contudo, nos limitamos ao pensarmos que "o conhecimento certo" significa somente estudar um punhado de textos bíblicos relevantes sobre o assunto. Isso seria focar nas partes e não enxergar o todo. Uma teologia robusta não pode ser construída sobre o que *não* podemos fazer, pois a vida cristã é muito mais do que evitar comportamentos pecaminosos. Se as proibições bíblicas forem a única lente através da qual vemos as coisas, com facilidade perderemos de vista o Evangelho.

Meu objetivo com este livro é fornecer tanto uma reflexão teológica sobre sexualidade quanto alguns pontos práticos para os que tentam compartilhar Cristo com seus entes queridos gays, através da lente da Grande História de Deus: Criação, Queda, Redenção e Consumação. Você pode pensar: "Eu não sou teólogo!". Contudo, a palavra grega *theologia* significa literalmente "conhecimento de Deus". Você tem algum conhecimento de Deus? Se sim, você é um teólogo!

Kevin Zuber, um de meus professores da faculdade de teologia, impactou profundamente minha vida quando desafiou nossa turma a pensar na teologia como um verbo. Os cristãos devem *fazer* teologia. A teologia bem-*feita* envolve coração, mente e mãos. A teologia anêmica gera apatia, mas a boa teologia nos move à ação.

Ainda assim, você pode pensar: "Aquilo de que preciso agora não é teologia, mas conselhos práticos sobre como ministrar melhor aos meus entes queridos e amigos gays". Como podemos, no entanto, saber o que Deus quer para nossos amigos gays se não tivemos um amplo conhecimento de Deus? Primeiro pensamos, depois agimos.

Boa teologia, ação certa. Má teologia, ação errada.

---

1 Robert A. J. Gagnon, *A Bíblia e a Prática Homossexual* (São Paulo: Vida Nova, 2021). Veja também Kevin DeYoung, *O que a Bíblia Ensina sobre a Homossexualidade?* (São José dos Campos: Editora Fiel, 2015).

QUEBRANDO PARADIGMAS ERRADOS

Em 2011, junto à minha mãe, Angela, escrevi o livro *Out of a Far Country: A Gay Son's Journey to God, a Broken Mother's Search for Hope* [Vindo de um país distante: a jornada de um filho gay até Deus e a busca por esperança de uma mãe quebrantada].[2] Ao final de nossa autobiografia, apresentei brevemente o conceito de *sexualidade santa*.

A ideia dessa nova expressão surgiu a partir de minha frustração com o paradigma heterossexual-bissexual-homossexual — sobretudo, de sua incongruência com a verdade bíblica e teológica. Eu sabia que, em algum momento, precisaria elaborar essa importante definição bíblica de *sexualidade santa*.

Com o passar do tempo, compreendi que o objetivo da sexualidade santa não são apenas pessoas atraídas pelo mesmo sexo. A sexualidade santa é para todos. Essa compreensão de sexualidade está ligada à Grande História de Deus: Criação, Queda, Redenção e Consumação. A completa e coerente estrutura teológica nos ajuda a compreender de forma melhor e mais plena a sexualidade humana à luz da verdade revelada por Deus.

Você me acompanharia em uma jornada, enquanto investigamos uma teologia da sexualidade? Ao longo do caminho, esteja preparado para pensar de forma bíblica, teológica e crítica; para desafiar alguns de nossos antigos paradigmas humanos criados sem fundamentação nas Escrituras; e, em algumas situações, para mudar a si mesmo e se realinhar à verdade de Deus.

Como sempre, não resista ao Espírito Santo quando ele o convencer de pensamentos errados e conceder o gracioso dom do arrependimento. Prepare-se para aprofundar seu conhecimento de Deus e de sua Grande História, o que, por sua vez, moldará corretamente sua compreensão sobre a sexualidade humana.

Preparado?

---

2 Christopher Yuan & Angela Yuan, *Out of a Far Country: A Gay Son's Journey to God, a Broken Mother's Search for Hope* (Colorado Springs: WaterBrook, 2011).

2

UM CASO DE IDENTIDADE EQUIVOCADA

SERÁ QUE A SEXUALIDADE É QUEM REALMENTE SOMOS?

"Este sou eu", disse Andy, um de meus colegas do seminário. De vez em quando, ele, eu e outro amigo debatíamos passagens bíblicas após a aula, só por diversão. Andy era um rapaz brilhante, criado no campo missionário e casado com uma moça piedosa. Foi uma surpresa saber que ele tinha saído do armário e não estava mais vivendo com ela. Era seu segredo. E muitas pessoas próximas dele foram surpreendidas pela notícia.

Naquela semana, quando nos reunimos para debater a Bíblia, nosso diálogo inevitavelmente se voltou para passagens relacionadas à homossexualidade. De fato, houve uma mudança na hermenêutica de Andy. Sua irreverente rejeição aos autores bíblicos como ignorantes ou apenas desinformados evidenciou sua mudança de opinião sobre a autoridade e inerrância das Escrituras.

Estávamos nos desafiando mutuamente por cerca de uma hora quando Andy, de súbito, mudou nossa conversa para um rumo diferente, passando do teórico para o pessoal: "Por que Deus me faria desse jeito e, depois, não me permitiria ser quem sou? Por anos, orei para que tirasse isso de mim e me mudasse. Mas nada aconteceu, nem vai acontecer. Faz tempo que nego isso. Nunca escolhi. Só preciso ser honesto, autêntico e aceitar a verdade de que sou gay. Este sou eu".

Naquele momento, eu soube — por experiência pessoal — que a questão ia além das interpretações incorretas de Andy acerca das passagens bíblicas referentes a relacionamento entre pessoas do mesmo sexo. Era algo mais profundo, e não uma simples exegese errada ou uma visão depreciativa das Escrituras. As palavras de Andy revelavam um profundo mal-entendido filosófico e teológico, um pressuposto errado que apontava para sua essência, para o centro de seu ser: *este sou eu*.

Ser gay não tem mais a ver com aquilo por que sou atraído nem com aquilo que desejo ou faço. É sobre *quem eu sou*. O ativista gay Matthew Vines escreveu que a atração sexual "é simplesmente parte de quem você é" e, "como seres humanos, nossa sexualidade é uma parte central de quem somos".[1] No diálogo sobre sexualidade, essa mudança sutil de *o que* para *quem* criou uma visão radicalmente distorcida de identidade.[2]

Não há outro pecado tão ligado à identidade. Por exemplo, ser fofoqueiro não é quem a pessoa é, mas o que ela faz. Ser adúltera não é quem a pessoa é, mas o que ela faz. Odiar outras pessoas não é quem a pessoa é, mas o que ela faz. Será que a capacidade de sentir atração pelo mesmo sexo de fato descreve quem eu sou no nível mais fundamental? Ou será

---

1 Matthew Vines, *God and the Gay Christian: The Biblical Case in Support of Same-Sex Relationships* (Nova York: Convergent Books, 2014), p. 29, 155.
2 Para saber mais sobre a gênese da sexualidade como identidade, veja Rosaria Champagne Butterfield, *Openness Unhindered: Further Thoughts of an Unlikely Convert on Sexual Identity and Union with Christ* (Pittsburgh: Crown & Covenant, 2015), p. 94–98 [edição em português: *Pensamentos Secretos de uma Convertida Improvável* (Brasília: Monergismo, 2017)].

que deveria descrever *como* eu sou? Será que essa é uma mentira categórica que, no fim das contas, distorce a maneira como pensamos e vivemos? Os termos "heterossexual" e "homossexual" transformam desejo em identidade, experiência em ontologia.

A declaração de meu amigo Andy — semelhante à de muitos gays e lésbicas — traz à tona uma questão antiga: *quem eu sou?* De Platão a Descartes, de Kant a Foucault, filósofos ao longo da história tentaram lançar luz sobre esse mistério profundo.

Os filósofos não são os únicos a levantarem a questão. Todos nós já nos questionamos. A puberdade, em especial, é uma fase em que os adolescentes têm dificuldade com sua identidade. Além disso, é comum adultos de meia-idade questionarem sua existência e significado. Para muitos, a busca pela identidade pode durar a vida inteira.

Para alguns, sua identidade é moldada pela família, cultura e pelos amigos. Outros a encontram no trabalho, esportes, hobbies ou no ativismo mais recente da moda. Alguns encontram sua única identidade no fato de serem pais. E outros, como sabemos, encontram em sua sexualidade.

Será que essas alternativas à identidade de fato descrevem quem somos ou apenas aquilo que fazemos e vivenciamos? E, sobretudo, será que a sexualidade descreve *quem* somos ou de fato explica *como* somos? As respostas a essas questões afetam muitos aspectos de nossa vida. Elas impactam a forma como pensamos, as escolhas feitas e os relacionamentos construídos.

Todos os nossos pensamentos e ações são influenciados, de alguma forma, pelo modo como respondemos à questão: "quem sou eu?". Há uma relação mais próxima entre *essência* e *ética* do que muitos percebem.

Um influencia o outro. Quem somos (essência) determina como vivemos (ética). Como vivemos determina quem somos.³

Se temos uma visão equivocada de quem somos, teremos uma ética pessoal equivocada. Se temos uma ética pessoal equivocada, teremos uma visão equivocada de quem somos. A identidade influencia a prática. A prática influencia a identidade.

Quando me assumi como gay, por volta dos 20 anos, eu acreditava que a única maneira de viver autenticamente como gay era abraçar por completo essa identidade. Ser gay era quem eu era. Na verdade, meu mundo inteiro era gay. Quase todas as pessoas que eu conhecia eram gays.

Todos os meus amigos eram gays. Meus vizinhos eram gays. Meu síndico era gay. Meu barbeiro era gay. Meu faxineiro era gay. Meu contador era gay. Meu vendedor de carros era gay. Eu me exercitava em uma academia gay e fazia compras no Kroger, um "supermercado gay".

A sexualidade era o centro de quem eu era. Tudo e todos ao meu redor afirmavam isso. E, se "eu sou gay" realmente significa *quem eu sou*, seria muito cruel alguém me condenar por simplesmente ser eu mesmo.

Sabemos, contudo, que fomos criados à imagem de Deus (Gn 1.27). Portanto, rejeitar nossa essência inerente e substituí-la apenas pelo que sentimos ou fazemos é, na verdade, uma tentativa de dar um golpe de estado contra nosso Criador. Não precisamos descobrir nossa identidade. Ela é dada por Deus.⁴

Por que isso, contudo, não está claro para todos? O que leva nossos entes queridos gays a se enganarem com tanta facilidade? Por que meu amigo cristão gay se identifica mais como gay do que como cristão?

---

3 Marc Cortez, *Theological Anthropology: A Guide for the Perplexed* (Londres: T&T Clark, 2010), p. 3.
4 David Lomas, *The Truest Thing about You: Identity, Desire, and Why It All Matters* (Colorado Springs: David C. Cook, 2014), p. 69.

Onde e quando essa perspectiva incorreta surgiu? Como *o que eu faço e como eu me sinto* se tornou *quem eu sou*? Em outras palavras, "este é *como* eu sou" se tornou "este é *quem* eu sou"?

POTENCIAL E PERIGO

Antes de meados do século 19, a sexualidade era entendida estritamente como um comportamento, não como identidade. Não havia uma palavra para descrever uma pessoa atraída pelo mesmo sexo. Sigmund Freud e seus contemporâneos foram os primeiros a apresentar termos para identificar as pessoas de acordo com sua atração sexual: "heterossexual" e "homossexual".

Em 1870, o psiquiatra alemão Carl Westphal foi o primeiro a utilizar o termo "homossexualidade" para caracterizar a natureza de uma pessoa, e não apenas sua prática sexual.[5] O psiquiatra alemão Richard von Krafft-Ebing, por sua vez, escreveu uma das primeiras obras sobre patologia sexual e homossexualidade, publicada em 1886.[6] A popularidade do livro de Krafft-Ebing tornou mais comuns as palavras que ele usou para descrever orientação sexual: "heterossexual" e "homossexual".

Sigmund Freud (1856–1939) teve um imenso impacto no debate acerca da homossexualidade e orientação sexual. Seus artigos mais importantes sobre o tema foram escritos entre 1905 e 1922. Em distinção aos seus pares, para Freud, a homossexualidade não era uma doença, mas uma inversão, sendo o homossexual apenas mais uma variação da humanidade. Assim, "heterossexual" e "homossexual" se tornaram novas categorias seculares de identidade.

O conceito de identidade — baseado em sentimentos e comportamentos — floresceu no fértil solo das filosofias seculares emergentes.

---

5 Michel Foucault, *História da Sexualidade* (São Paulo: Paz & Terra, 2020), v. 1.
6 Richard von Krafft-Ebing, *Psychopathia Sexualis, with Special Reference to Contrary Sexual Instinct: A Medico-Legal Study* (Filadélfia: F. A. Davis, 1894).

A Europa do século 19 experimentou um movimento na arte, literatura, música e pensamento acadêmico conhecido como romantismo. Em reação ao racionalismo[7] do Iluminismo e à mentalidade de rebanho da Revolução Industrial, o romantismo exaltava as emoções e o individualismo.

Esse movimento valorizava mais os sentidos do que o intelecto, e as emoções mais do que a razão. Um componente-chave do romantismo era a suposição de que os seres humanos são inerentemente bons; e, se isso é verdade, as emoções humanas (sentimentos, afeições, desejos etc.) também são inerentemente boas.

Junto ao romantismo, a filosofia do *existencialismo* ganhava força na Europa, dando prioridade à liberdade e uma forte ênfase na maneira de viver, agir e sentir. A virtude suprema do existencialismo era a autenticidade.

Søren Kierkegaard (1813-1855) — considerado o primeiro pensador existencialista — acreditava que a verdade apenas é descoberta subjetivamente pelas ações de cada pessoa e que, a partir dessas ações, cada indivíduo tinha o difícil — mas essencial — dever de encontrar significado e construir valor e identidade pessoal.

Levado ao extremo, o existencialismo, sem dúvida, conduziu ao *niilismo*, conceito de que a vida não possui significado nem valor intrínseco. Friedrich Nietzsche (1844-1900) — conhecido por sua audaciosa afirmação de que "Deus está morto" — criticou o cristianismo. Ele cria que o indivíduo deveria se libertar das restrições morais da sociedade (sobretudo, da religião) para que pudesse se recriar.

E por que não? Sem valor intrínseco nem significado objetivo na vida, o indivíduo tem de reavaliar sua existência e viver corajosamente de acordo com seus próprios desejos. Se não há Deus, não há essência.

---

7 Racionalismo é a crença de que a razão humana, e não a experiência sensorial, é o único meio de se obter conhecimento e o único juiz da verdade.

A identidade deve ser criada por cada pessoa. E, se não há essência, mas apenas existência, a ética fica sem âncora e precisa ser construída.

A forte influência dessas filosofias e movimentos na cultura ocidental criou um vácuo: na ausência de qualquer base objetiva para uma identidade verdadeira, a experiência essencialmente se tornou deus. A experiência passou a reinar soberana. Tudo mais teve de se curvar a ela. *Sola experientia* ("somente a experiência") prevaleceu sobre *sola Scriptura* ("somente a Escritura"). Nesse clima, a ideia de que a sexualidade representa nossa identidade central logo criou raízes.

Por experiência própria, eu sei como é fácil permitir que emoções e desejos se tornem o alicerce de quem sou, assim como meu amigo Andy, após anos de conflito interno, se convenceu totalmente de que não havia outra explicação. Sua experiência subjugou sua identidade. *O que eu sinto* se tornou *quem eu sou*.

CONHECE-TE A TI MESMO

Diante da crença atual tão difundida de que a experiência está acima da essência, o modo correto de os cristãos compreenderem a identidade — sobretudo, no que tange à sexualidade — é entender melhor quem somos à luz da verdade de Deus. A verdadeira identidade não é *o que* eu faço (por exemplo, eu sou escritor), nem *como* estou (por exemplo, eu estou feliz). A verdadeira identidade é *quem* eu sou. Em outras palavras, identidade em Cristo significa união com Cristo.

Não podemos compreender adequadamente a sexualidade humana sem começar pela *antropologia teológica*. Em termos gerais, antropologia é o estudo da humanidade. Em resumo, é a busca humana de uma resposta para a importante questão: quem sou eu?

A maioria dos antropólogos parte da premissa incorreta de que não há Deus. Premissas incorretas, no entanto, obscurecem a verdade, resultando, na melhor das hipóteses, em conclusões com limitações intrínsecas ou, na pior, em conclusões completamente equivocadas e enganosas. Uma antropologia verdadeira, fiel e precisa começa com Deus.

O reformador João Calvino articulou esta profunda verdade: "O homem nunca alcança um conhecimento claro de si mesmo a menos que primeiro olhe para a face de Deus".[8] Quando pesquisadores seculares rejeitam o sobrenatural, não é de se surpreender que também descartem a possibilidade de haver *propósito* na origem dos seres humanos. Os cristãos sabem da *existência de* um Deus que nos criou com amor e intencionalidade para um propósito.

Nós começamos com uma visão completamente teocêntrica — isto é, centrada em Deus — da humanidade: todos fomos criados à imagem de Deus (Gn 1), mas também fomos corrompidos pelo pecado por causa da Queda (Gn 3). Só assim podemos entender nossos desejos, submeter-nos a Cristo e viver de acordo com a vontade de Deus.

Quem sou eu? Quem é você? Quem são eles? Quem somos nós? A resposta começa com a imagem de Deus e a doutrina do pecado.

---

8 John Calvin, *Institutes of the Christian Religion*, ed. John T. McNeill, trad. Ford L. Battles (Louisville: Westminster John Knox, 1960), p. 37 [edição em português: João Calvino, *Institutas da Religião Cristã* (São Paulo: Cultura Cristã, 2022)].

3
A IMAGEM DE DEUS

ONDE SURGE A IDENTIDADE

Um bipe insistente apitava de pouco em pouco tempo próximo à sua cabeça. A princípio, era um som abafado, mas foi se tornando cada vez mais irritante. "Que som é esse?" Seu corpo estava pesado. Ele tentou mover os braços até o rosto, mas não conseguiu. Uma névoa mental impedia-o de organizar seus pensamentos fragmentados.

"Onde estou?" Ele abriu os olhos e fez uma careta por causa da luz. Ao tentar mover os braços novamente, percebeu que estava amarrado à cama. Sua mente se encheu de pânico, e seu coração disparou. O bipe ao lado de sua cabeça ficou mais alto e rápido.

Uma enfermeira correu para o quarto e tentou acalmá-lo. Ele tentou falar, mas não conseguiu. Era como se ele não soubesse mais como articular palavras. Tudo o que saía de sua boca eram gemidos. Debatendo-se, ele tentou se soltar. A enfermeira gritou, e outras pessoas apareceram rapidamente ao lado da cama, pressionando-o para baixo.

"O que vocês estão fazendo comigo? Quem são vocês? Por que eu estou aqui?"

Infelizmente, essa confusão causada por uma grave perda de memória e um comprometimento das funções motoras durou semanas. Usar palavras e tomar decisões eram tarefas difíceis para ele. A longa e árdua jornada de recuperação mental e física perdurou por vários meses.

Esse paciente era David Wheeler, meu bom amigo e colega de classe do Moody Bible Institute. Após se formar, por dois anos, ele atuou como missionário no Oriente Médio pela Operação Mobilização. Enquanto estava com seus pais durante uma licença, sofreu um sério infarto, decorrente de uma condição cardíaca congênita.

Seus pais não estavam em casa naquela manhã, mas David conseguiu chamar uma ambulância antes de perder a consciência. Com a prolongada privação de oxigênio no cérebro, ele sofreu uma severa perda de memória de curto e longo prazo. Ele não sabia mais seu nome, idade, endereço, número de telefone, o nome dos pais, nem mesmo que ano era. A realidade: David não fazia ideia de quem ele era.

Para piorar, de alguma forma, a carteira e a identificação de David foram extraviadas — possivelmente até roubadas — no hospital público para onde foi levado. Tendo retornado do Oriente Médio havia apenas alguns dias, ele ainda estava com os cabelos e a barba compridos, parecendo um andarilho.

Assim, durante muitos dias — devido à amnésia pós-traumática e a uma estranha combinação de fatores —, David não tinha nome nem identidade legal, sendo considerado um indigente sem-teto. E foi tratado como tal. Seus registros hospitalares apenas o identificavam como "desconhecido".

Os pais de David não faziam ideia do infarto e internação do filho no hospital público. Acharam que ele tinha ido visitar amigos. Quando viram que ele não voltara para casa nem telefonara, começaram a se preocupar. Foram necessários vários dias para seus pais descobrirem o que havia acontecido. David Wheeler não sabia quem era. Sem uma identidade verdadeira, ele estava perdido e era quase inexistente.

O triste é que muitos de nós passamos a vida sem sabermos nossa verdadeira identidade, esse tempo todo abraçando uma identidade incorreta. Assim como David, estamos perdidos sem nossa verdadeira identidade. O pior é que muitos não percebem isso. Podemos saber nosso nome, endereço, o nome de nossos familiares e amigos, mas será que realmente sabemos quem somos aos olhos de Deus? Se não sabemos, como podemos entender qualquer coisa relacionada à condição humana?

Não é de se admirar tanta confusão quando se trata da sexualidade humana. Nós sequer sabemos quem somos. A verdade, entretanto, é que não podemos compreender adequadamente a sexualidade humana a menos que comecemos pela antropologia teológica.

Se nosso tema é sexualidade *humana*, é vital entender o que a Bíblia diz sobre *humanidade*. Para compreendermos o que é humanidade, o ponto de partida é Deus, cujos pensamentos são mais altos que os nossos (Is 55.9) e que, portanto, oferece um ponto de vista imparcial, não limitado pela finitude do conhecimento humano.

Somente Deus nos entende de forma abrangente e exaustiva, pois nos criou e conhece todas as coisas. A propósito, um princípio importante da antropologia teológica é reconhecer que, sem Deus, a expressão "conhece-te a ti mesmo" é impossível. Assim, a abordagem cristã à antropologia e sexualidade humana provém da doutrina divina encontrada em sua Palavra.

Para nosso debate sobre sexualidade, há dois aspectos importantes da antropologia teológica: a imagem de Deus (*imago Dei*) e a doutrina do pecado. Essas duas doutrinas podem parecer distintas — uma, boa; a outra, ruim —, mas estão intimamente ligadas. Quando separadas, falsos ensinamentos se tornam inevitáveis.

A imagem de Deus sem o entendimento da Queda leva ao universalismo (a crença de que, no fim da história, toda a humanidade receberá vida eterna com Deus), ao passo que a doutrina do pecado sem a *imago*

Dei conduz ao moralismo legalista. Essas doutrinas teológicas derivam do princípio, que é por onde começaremos.

IMAGINANDO O PRINCÍPIO

> Também disse Deus: Façamos o homem à nossa imagem, conforme a nossa semelhança [...] Criou Deus, pois, o homem à sua imagem, à imagem de Deus o criou; homem e mulher os criou. (Gn 1.26-27)

A doutrina da imagem de Deus é essencial para compreender o que realmente é a sexualidade humana e quem somos como seres humanos. No primeiro capítulo de Gênesis, Deus criou Adão e Eva como a coroa de toda a criação, à sua própria imagem. O conceito de *imago Dei* é, então, repetido em: "No dia em que Deus criou o homem, à semelhança de Deus o fez" (Gn 5.1); e: "Se alguém derramar o sangue do homem, pelo homem se derramará o seu; porque Deus fez o homem segundo a sua imagem" (Gn 9.6).

Estudiosos debatem há séculos os vários aspectos da imagem de Deus.[1] Alguns afirmam, equivocados, que nós *possuímos* a imagem de Deus ou que a imagem de Deus está *dentro* de nós. A Bíblia, contudo, não se expressa assim. Como explica o erudito e tradutor bíblico Moisés Silva, "o homem *como um todo*, homem e mulher, é descrito como feito à imagem de Deus".[2]

Ao identificarmos a imagem de Deus como algo *dentro* de nós, acabamos por confundi-la com algum aspecto ou característica humana (como alma, espírito, capacidade relacional etc.). Ainda sobre essa

---

1 Para uma pesquisa histórica informativa, veja Anthony A. Hoekema, *Created in God's Image* (Grand Rapids: Eerdmans, 1986), p. 33–65 [edição em português: *Criados à Imagem de Deus* (São Paulo: Cultura Cristã, 2019)].
2 Moisés Silva, *God, Language, and Scripture: Reading the Bible in the Light of General Linguistics* (Grand Rapids: Zondervan, 1990), p. 22.

natureza holística, Silva destaca: "*Todo* aspecto do ser humano é um reflexo da imagem divina".[3] O foco da doutrina da *imago Dei* está no ser humano em sua totalidade.

Dentro dessa totalidade, Deus deu aos seres humanos características divinas. Embora manchadas pelo pecado, todas as nossas qualidades humanas — não apenas algumas — refletem os atributos de Deus. Para o estudioso do Antigo Testamento Bruce Waltke, "fomos feitos à semelhança de Deus a fim de que ele possa se comunicar conosco".[4]

Portanto, quando fazemos de qualquer outra coisa o centro do nosso ser — sobretudo, nossa sexualidade —, isso não é apenas uma distorção da *imago Dei*, mas também uma afronta ao nosso Criador. Descaracterizar a imagem de Deus não deve ser tratado como algo trivial, inofensivo ou sem consequências.

Além do livro de Gênesis, a palavra hebraica para "imagem" costuma ter uma conotação negativa, pois se refere a uma forma de ídolo criado pelo homem. Assim como imagens esculpidas são reflexos de falsos deuses, *nós* somos representações do único Deus verdadeiro e fomos intencionalmente criados para sermos como ele. Wayne Grudem explica: "O fato de o homem ser à imagem de Deus significa que ele é semelhante a Deus e o representa".[5]

A imagem de Deus é intrínseca ao ser humano. A seguir, vamos explorar quatro aspectos principais da *imago Dei*, cada um com importantes implicações referentes à sexualidade humana.

---

3 Ibid.
4 Bruce K. Waltke, *Genesis: A Commentary* (Grand Rapids: Zondervan, 2001), p. 65 [edição em português: *Gênesis*, 2ª ed., Comentários do Antigo Testamento (São Paulo: Cultura Cristã, 2019)].
5 Wayne Grudem, *Systematic Theology: An Introduction to Biblical Doctrine* (Grand Rapids: Zondervan, 2000), p. 442 [edição em português: *Teologia Sistemática: Completa e Atual*, 2ª ed. (São Paulo: Vida Nova, 2022)].

A IMAGEM DE DEUS É MUITO BOA

Antes de criar o homem e a mulher, Deus criou os céus e a terra, enchendo o mundo de vegetação e criaturas. Na narrativa da criação, conforme Deus trazia coisas à existência, lemos seis vezes a afirmação: "Viu Deus que isso era bom".[6] Tudo o que ele criou em todo o mundo material era bom e digno de admiração.

O maior elogio de Deus, contudo, foi reservado para o ápice da criação, quando ele criou a humanidade à sua própria imagem e os abençoou, homem e mulher. Toda a narrativa da criação culmina com: "E eis que era muito bom" (Gn 1.31). *Muito* bom.

A palavra "bom" relaciona-se mais a propósito do que a estética.[7] Como toda a criação, a humanidade foi criada *para* o bem. Podemos dizer com certeza que toda bondade em nós só pode ser atribuída a Deus.

Em seu estado de inocência, Adão e Eva viviam em perfeita e voluntária obediência a Deus. Contudo, foi por pouco tempo. Gênesis 3 traz o triste relato da livre e voluntária desobediência deles a Deus, o que lançou a raça humana no estado pecaminoso.

Apesar de a humanidade ter caído em pecado, a imagem de Deus na humanidade foi apenas distorcida, não perdida. A *imago Dei* foi obscurecida, não eliminada. E a boa notícia é a promessa da glorificação, em que os fiéis de Deus não mais pecarão nem mesmo lutarão contra o pecado (Ap 21.27). Por ora, nosso estado caído é apenas temporário. Ele não é um aspecto integral de quem somos.

---

6 Veja Gênesis 1.4, 10, 12, 18, 21, 25.
7 Gerhard von Rad, *Genesis: A Commentary*, ed. rev. (Filadélfia: Westminster, 1961), p. 52.

A verdade é que o pecado e suas consequências são secundários, e não essenciais ao que é ser humano.[8] O pecado é universal, mas não é *quem* nós somos. Toda pessoa pecadora ainda é uma pessoa criada à imagem de Deus. Seja qual for sua idade, sexo e raça, se está em submissão a Deus ou não, se sente atração pelo mesmo sexo ou se identifica como gay ou lésbica, você foi criado à *imago Dei*. A imagem de Deus faz parte de nossa identidade e nunca será apagada.

Quando dizemos que todos devem ser tratados com dignidade e respeito, não é por causa de nosso compromisso com os direitos humanos, mas porque todos fomos criados à imagem de Deus. Cada pessoa é dotada de um valor inestimável e deve ser tratada com dignidade e respeito. A *imago Dei* é a única base verdadeira dos direitos humanos.

Eis, então, uma acusação contra cristãos que ridicularizam ou demonizam pessoas que se identificam como gays, lésbicas, bissexuais ou transgêneros. Suas ações e atitudes ofensivas não honram a dignidade e o valor de pessoas criadas à imagem de Deus. Atacá-las é desprezar o chamado cristão de refletir a imagem de Cristo e proclamar as Boas Novas aos que ainda não creram.

A IMAGEM DE DEUS É ÚNICA

Deus criou todas as coisas, mas nenhum outro ser foi criado à sua imagem — nem mesmo os anjos. Plantas e animais foram todos criados "segundo a sua espécie",[9] mas com os seres humanos Deus fez algo bem diferente. Do pó da terra (*adamah*, em hebraico) ele formou o homem (*adam*) e soprou nele, de modo que "o homem passou a ser alma vivente" (Gn 2.7). É de surpreender: o sopro que deu vida ao homem

---

8 Kelly M. Kapic, "Anthropology", em *Christian Dogmatics: Reformed Theology for the Church Catholic,* ed. Michael Allen & Scott R. Swain (Grand Rapids: Baker Academic, 2016), p. 184.
9 Veja Gênesis 1.11-12, 21, 24-25; 6.20; 7.14.

se assemelha à Escritura "inspirada por Deus", que nos dá a vida eterna (2Tm 3.16).

Nenhuma outra criatura tem esse mesmo privilégio. Os animais, por exemplo, não foram criados à imagem de Deus. Os seres humanos, portanto, jamais podem ser considerados como uma simples forma de vida animal mais desenvolvida. Nós somos diferentes de todas as outras formas de vida, e os esforços do mundo para tornar a humanidade equivalente ao reino animal são errôneos e enganosos.

Da mesma forma, a tentativa de justificar relacionamentos homossexuais humanos citando a ocorrência "natural" da homossexualidade entre animais reflete uma antropologia fraca, na qual os seres humanos não são diferentes deles. Logo, não use os animais como base para seus padrões morais. Simples assim. Afinal, alguns animais canibalizam uns aos outros e até comem seus próprios filhotes!

Ser criado à imagem de Deus nos distingue de tudo existente no mundo que ele criou. Essa é uma realidade surpreendente e nos torna humildes!

A IMAGEM DE DEUS É MASCULINA E FEMININA

Gênesis 1.27 fala de uma conexão inegável entre a *imago Dei* e as categorias ontológicas de masculino e feminino. Nesse versículo, sob a perspectiva da análise retórica, vemos uma ligação indelével entre a imagem de Deus e a distinção sexual. Há três versos poéticos paralelos:

> Criou Deus, pois, o homem à sua imagem,
> à imagem de Deus o criou;
> homem e mulher os criou.

O primeiro verso estabelece a base sobre a qual são construídos os dois seguintes: "Criou Deus o homem à sua imagem". O segundo verso basicamente repete o primeiro, mas em outra ordem: a locução prepositiva ("à imagem de Deus") está no começo; já o sujeito, o verbo e o objeto ("[ele] o criou") estão no fim.

O terceiro verso também termina com sujeito-verbo-objeto: "[ele] os criou", porém o pronome singular "o" do segundo verso foi substituído pelo plural "os". Os pronomes singular e plural nesses dois versos lembram o versículo anterior, em que o próprio Deus é apresentado como singular e plural: "Também disse Deus: Façamos [...]"[10] O aspecto relacional e a comunhão inerentes à Trindade são refletidas no aspecto relacional e na comunhão inerentes à humanidade.[11]

A maior surpresa, contudo, de Gênesis 1.27 está no início do terceiro verso: o par de substantivos "homem e mulher" ocupa o lugar da locução prepositiva do segundo verso, "à imagem de Deus". O segundo e terceiro versos estão poeticamente estruturados em paralelo, comunicando uma correlação direta entre "imagem de Deus" e "homem e mulher".

A língua hebraica, por vezes, utiliza a repetição tripla como um de seus superlativos mais explícitos, como o "santo, santo, santo" de Isaías 6.3. Os três versos paralelos de Gênesis 1.27 em sucessão imediata fazem o ouvinte parar e notar a profunda verdade sobre a imagem de Deus e a distinção sexual. Tanto a imagem de Deus quanto o ser masculino e feminino são essenciais para identificar quem somos.

Isso não significa que Deus *é* masculino, feminino ou ambos. Na verdade, a narrativa da criação, em Gênesis 1, transmite a mensagem oposta: um combate a falsos deuses. De acordo com a mitologia pagã do Antigo Oriente Próximo, tudo surgiu da união sexual entre um deus masculino e uma deusa feminina.

---

10   D. J. A. Clines, "The Image of God in Man", *Tyndale Bulletin*, n. 19, (s.l, 1968), p. 68-69.
11   Anthony A. Hoekema, *Created in God's Image*, p. 97. Michael Horton, *The Christian Faith: A Systematic Theology for Pilgrims on the Way* (Grand Rapids: Zondervan, 2011), p. 380 [edição em português: *Doutrinas da Fé Cristã* (São Paulo: Cultura Cristã, 2019)].

Para as Escrituras, contudo, juntamente com a criação dos céus e da terra, Deus criou a distinção sexual. Ele está, então, acima da polaridade de sexo. Deus não é nem masculino nem feminino. Em seu livro *Flame of Yahweh: Sexuality in the Old Testament* [A chama de Yahweh: sexualidade no Antigo Testamento], Richard M. Davidson explica: "As distinções sexuais são apresentadas como uma criação de Deus, não como parte da realidade divina".[12] Portanto, é um pouco insensato sugerir que Deus seja transgênero ou gênero fluido, como afirma o rabino Mark Sameth.[13] Deus transcende o masculino e o feminino.

A distinção é um elemento fundamental e recorrente na criação. Deus separou a luz e as trevas, o dia e a noite, a tarde e a manhã, as águas e os céus, a terra e o mar. Ele criou plantas e árvores "segundo a sua espécie", bem como todos os peixes, aves e animais terrestres "segundo as suas espécies".[14] Da mesma forma, Deus distinguiu a humanidade e os criou de maneira única à sua própria imagem, "homem e mulher".

A *imago Dei* e o sermos homem ou mulher são essenciais para sermos humanos. Por mais que alguém tente alterar esse fato em seu próprio corpo, o máximo que pode ser feito é remover ou aumentar com artificialidade partes do corpo, ou usar produtos farmacêuticos para suprimir — de forma não natural — a realidade biológica da essência de homem ou mulher. Ao negarmos essa realidade física e genética, permitimos que a experiência fique acima da essência: *o que eu sinto é quem eu sou*. Em outras palavras, a psicologia toma o lugar da biologia.

Quando alguém abraça essa ideologia, a verdade deixa de ser absoluta, passando a ser o que penso e sinto. O transgenerismo não é apenas uma batalha de ontologia (o estudo do ser), mas também uma batalha

---

12 Richard M. Davidson, *Flame of Yahweh: Sexuality in the Old Testament* (Peabody: Hendrickson, 2007), p. 18.
13 Mark Sameth, "Is God Transgender?", *New York Times*, 12 de agosto de 2016. Disponível em: www.nytimes.com/2016/08/13/opinion/is-god-transgender.html. Acesso em 29 de nov. 2024.
14 Veja Gênesis 1.4-5, 7-8, 10-11, 21, 24-25.

de epistemologia (o estudo do conhecimento). Não importa o que o mundo ensine, a distinção sexual não é uma construção social. Ser homem ou mulher é um aspecto intrínseco de quem somos.

A IMAGEM DE DEUS ESTÁ LIGADA A CRISTO

Na saga da Grande História de Deus, vemos como sua imagem na humanidade foi pervertida — embora não perdida — quando Adão e Eva caíram em desobediência. Pecado, morte, juízo e condenação vieram por meio do primeiro Adão, mas justiça, vida, expiação e justificação vieram por meio do último Adão, que é Jesus Cristo (Rm 5.12-21; 1Co 15.45-49).

Em Cristo e por meio dele, vemos a imagem de Deus sendo restaurada à sua pureza e glória originais. Em Colossenses 1.15, segundo Paulo, Jesus "é a imagem do Deus invisível, o primogênito de toda a criação". Para o autor de Hebreus, Jesus "é o resplendor da glória e a expressão exata do seu ser" (Hb 1.3). Jesus é a imagem perfeita de Deus.

Em Romanos 1.21, contudo, vemos que o pecado obscureceu o coração humano (algo também conhecido como o efeito noético [ou mental] do pecado), de modo que, por nós mesmos, somos incapazes de ver "a luz do evangelho da glória de Cristo, o qual é a imagem de Deus" (2Co 4.4). Contudo — louvado seja o Senhor! —, ele chama os eleitos a "serem conformes à imagem de seu Filho", um processo "de glória em glória" (Rm 8.29; 2Co 3.18).

A restauração da *imago Dei* não é apenas a afirmação de um fato, mas também um mandamento.[15] Os cristãos são exortados da seguinte maneira: "Revesti-vos do Senhor Jesus Cristo e nada disponhais para a carne" (Rm 13.14). Por um lado, portanto, como seus seguidores,

---

15 Hoekema, *Created in God's Image*, p. 28.

somos a imagem de Cristo. Por outro, somos exortados a *ser* a imagem de Cristo.

Em seu livro *Discipulado*, o pastor martirizado e dissidente que se opunha a Hitler, Dietrich Bonhoeffer, analisa o significado de ser como Cristo: "Quando um homem segue Jesus Cristo e carrega a imagem do Senhor encarnado, crucificado e ressuscitado — isto é, quando se torna à imagem de Deus —, podemos, assim, afirmar que ele foi chamado para ser 'imitador de Deus'. O seguidor de Jesus é imitador de Deus".[16]

Como imitamos melhor a Deus? Para o puritano John Owen, somos mais parecidos com ele quando amamos seu Filho.[17] Em virtude de a imagem de Deus ser seu Filho, a única antropologia correta é aquela cujo fim é Cristo.

Embora a doutrina da imagem de Deus seja essencial para entendermos quem somos, ela deve vir sempre acompanhada pelo entendimento da queda de Adão e Eva e pela doutrina do pecado — nosso próximo foco.

---

16 Dietrich Bonhoeffer, *The Cost of Discipleship*, ed. Irmgard Booth (Nova York: Touchstone, 1995), p. 304 [edição em português: *Discipulado* (São Paulo: Mundo Cristão, 2016)].
17 *The Works of John Owen*, ed. William H. Goold, vol. 9, *Sermons to the Church* (Edimburgo: Banner of Truth, 1965), p. 615.

4
A MARCA DO PECADO

A GRAVIDADE DA QUEDA

Na primeira vez que li a Bíblia, estava no Centro de Detenção da Cidade de Atlanta, como um detento sob custódia federal. Não havia nenhuma intenção espiritual ou virtuosa por trás da minha leitura. Eu apenas não tinha nada melhor para fazer. Jamais poderia imaginar como isso me afetaria.

Um dia antes da minha sentença, li o Salmo 51, e as palavras de contrição de Davi se tornaram as *minhas*: "Compadece-te de mim, ó Deus [...] Pequei contra ti, contra ti somente [...] Eu nasci na iniquidade" (vv. 1, 4-5). Ao ler essas palavras, chorei. Percebi que havia quebrado a lei de Deus e me rebelado contra meu Criador.

Algum tempo depois, li Romanos 1. Na lista de pecados citadas por Paulo, curiosamente o que mais me atingiu foi "desobedientes aos pais" (v. 30). As únicas pessoas que de fato me amaram incondicionalmente foram meus pais. E eu rejeitei o amor deles da maneira mais dramática possível. Partiu-me o coração pensar na profundidade da minha rebelião, com a qual eu lhes desobedeci de forma tão drástica, insensível e egoísta. Com certeza, eu *era* um pecador.

Nos meus primeiros meses de prisão, li sobre a maldade do meu coração: "Porque de dentro, do coração dos homens, é que procedem os maus desígnios, a prostituição, os furtos, os homicídios, os adultérios, a avareza, as malícias, o dolo, a lascívia, a inveja, a blasfêmia, a soberba, a loucura" (Mc 7.21-22).

Não era, contudo, apenas um problema do coração. Minha cabeça também estava bagunçada. Eu tinha uma mente fútil e um entendimento obscurecido (Ef 4.17-18). Até meus sentimentos e pensamentos involuntários estavam distorcidos pelo pecado. Deus estava removendo a venda de meus olhos para que pudesse ver quem de fato era, quem realmente sou: um pecador. Essa não era uma boa notícia.

Anos antes, no treinamento básico, recrutas como eu aprendiam sobre a história do Corpo de Fuzileiros Navais dos Estados Unidos, inclusive sobre a Batalha de Iwo Jima. Foi uma das batalhas mais violentas e sangrentas da Segunda Guerra Mundial, com mais de 20 medalhas de honra concedidas a fuzileiros navais, muitas delas póstumas. Uma medalha de honra foi concedida ao soldado de primeira classe Jack Lucas, que se jogou em cima de não apenas uma, mas duas granadas. Incrivelmente, ele sobreviveu. Quando perguntaram por que ele fez isso, a resposta de Jack foi simples: "Fiz para salvar meus companheiros".

Enaltecemos aos que sacrificam a vida pelos amigos e pelo país. Porém, quantos homens na Batalha de Iwo Jima se jogaram em cima de uma granada para salvar a vida de seus inimigos? Nenhum. Mesmo assim, Deus morreu por nós quando éramos seus inimigos (Rm 5.6-10). Uma coisa é um homem bom morrer por seu amigo; outra completamente diferente é um homem perfeito morrer por seu inimigo, a fim de que este possa viver.

Quase todos que conheço aceitam com entusiasmo o amor de Deus. Não podemos, contudo, compreender a profundidade desse amor sem primeiro entender nossa própria pecaminosidade. Sem o conhecimento de nossa depravação total, consideramos barato o amor de Deus e cuspimos em sua graça.

Assino meus e-mails e cartas com o lema "Indigno de sua graça". De modo algum quero diminuir o fato de que a justiça de Cristo me foi creditada pela fé e de que sou um justo santificado (1Co 1.2). Não estou ainda anulando o fato de que fui criado à imagem de Deus. Porém, sem Deus, eu *sou* um pecador. Assim como você, assim como todos nós. Minha assinatura me lembra de que sou um pecador e de que vivo somente pela graça. *Sola gratia*.

Essa *é* uma boa notícia.

DE VOLTA AO COMEÇO, MAIS UMA VEZ

A doutrina do pecado é um princípio essencial do cristianismo e faz parte da Grande História de Deus: Criação, Queda, Redenção e Consumação. Toda a humanidade descende de Adão e Eva, que introduziram o pecado no mundo. Por consequência, todos os seres humanos são culpados desde o primeiro pecado de Adão, possuem a condição do pecado original e estão em extrema necessidade de salvação.

Por que isso é tão importante? Porque descartar essa realidade é como rejeitar a obra de Cristo na cruz. Como o teólogo John Frame escreve: "Se abandonamos a crença cristã de que caímos em Adão, com que direito afirmamos que somos salvos em Cristo?"[1] Se Adão não pecou nem transmitiu sua natureza pecaminosa à humanidade, não há necessidade de salvação.

Para entendermos melhor a humanidade — sobretudo, a sexualidade humana —, precisamos voltar ao princípio, mais uma vez. No início, após Deus criar Adão e Eva, eles obedeceram a Deus perfeitamente.

---

1 Endosso de John Frame a Hans Madueme & Michael Reeves, *Adam, the Fall, and Original Sin: Theological, Biblical, and Scientific Perspectives* (Grand Rapids: Baker Academic, 2014), p. i.

Thomas Boston, um teólogo escocês do século 18, chamou isso de estado de inocência.[2]

Você conhece a história. No Jardim do Éden, Deus permitiu que eles comessem de qualquer árvore, mas também lhes disse: "Da árvore do conhecimento do bem e do mal não comerás" (Gn 2.17). Em Gênesis 3, Adão e Eva desobedeceram a Deus e caíram em pecado ao comer o fruto proibido.

Será que Deus os programou para o fracasso e os fez pecar? Claro que não! As Escrituras nos informam que "ele mesmo a ninguém tenta" (Tg 1.13). Na verdade, Deus colocou aquela árvore no jardim por amor a Adão e Eva e para o bem deles. Ela servia como um lembrete de que, embora fossem chamados a governar e ter domínio sobre a criação, Deus ainda reinava sobre eles. A árvore era um memorial de que eles poderiam escolher livremente a obediência ou a desobediência.[3]

Depois de comerem da árvore do conhecimento do bem e do mal, Adão e Eva se esconderam, por medo e vergonha. Eles desviaram a culpa de si mesmos, confirmando ainda mais a perda de inocência. Sua patética mostra de egoísmo contrasta bem com o altruísmo do segundo Adão, Jesus Cristo, que carregou nossos pecados e até mesmo se tornou pecado por nós (2Co 5.21; 1Pe 2.24). Sua morte na cruz, que nos trouxe justificação, foi o oposto da autojustificação de Adão no jardim.

Em virtude de o pecado de Adão estar estabelecido, o que isso significa para nós hoje? Quais são as duradouras consequências por causa da Queda em Gênesis 3?

AS CONSEQUÊNCIAS

O pecado de Adão e Eva trouxe várias consequências, sendo a morte uma das mais evidentes. Quando Deus os advertiu a não comerem do

---

2 Thomas Boston, *Human Nature in Its Fourfold State* (Edimburgo: Banner of Truth, 1964), p. 37.
3 Ibid., p. 50-51.

fruto dessa única árvore, ele acrescentou: "Porque, no dia em que dela comeres, certamente morrerás" (Gn 2.17). Em hebraico, essa é uma declaração enfática. Ela significa literalmente: "morrendo, morrerás".[4] A firme e absoluta sentença de Deus comunicou que, sem dúvida, a consequência da desobediência deles seria a morte.

Essa morte foi tanto física ("ao pó tornarás", Gn 3.19) quanto espiritual, evidenciada pela separação de Adão e Eva de Deus após serem expulsos do Éden (Gn 3.23-24). O castigo de Deus também incluía a maldição da dor e do caos (Gn 3.16-19): "em meio de dores" a mulher daria à luz filhos; e, "em fadigas", o homem obteria seu sustento ao trabalhar o solo amaldiçoado.

Junto, contudo, a esse doloroso juízo, Deus colocou um brilho de esperança. Em Gênesis 3.15, é dada uma promessa de que, um dia, o "descendente" da mulher feriria a cabeça da serpente. O descendente é Jesus Cristo. Ele ainda seria vitorioso sobre Satanás, o pecado e a morte. O versículo é a primeira profecia messiânica no Antigo Testamento, o primeiro anúncio das Boas Novas do Evangelho, o protoevangelho.

As consequências da desobediência de Adão e Eva foram profundas para toda a humanidade. Até mesmo para toda a criação. Em Romanos, segundo Paulo, "a criação está sujeita à vaidade" (Rm 8.20), e "pela ofensa de um e por meio de um só reinou a morte" (Rm 5.17). Paulo afirma ainda em 1 Coríntios 15.22: "Em Adão, todos morrem".

A Queda resultou na morte, e com a morte vieram outras consequências naturais, como câncer, Alzheimer, diabetes, pneumonia e parada cardíaca. Transtornos físicos e mentais e deficiências, como cegueira, surdez, dificuldades de aprendizado, síndrome de Down, autismo, também são consequências da Queda. Outro exemplo é a anomalia biológica conhecida como intersexualidade, em que os órgãos sexuais de

---

4 Victor P. Hamilton, *The Book of Genesis: Chapters 1–17* (Grand Rapids: Eerdmans, 1990), p. 172.

uma pessoa não se encaixam nas definições típicas de corpo masculino ou feminino. Embora todas essas condições naturais sejam consequências desafortunadas e, por vezes, trágicas da Queda, elas não são pecaminosas. A imagem de Deus foi apenas distorcida, não perdida.

Essa não parece, certamente, uma boa notícia, mas a situação ainda piora. O pecado de Adão também trouxe culpa. No vocabulário moderno, culpa é uma experiência subjetiva; é a *sensação* de ter feito algo errado. O conceito de culpa, entretanto, no Novo Testamento, tem pouco a ver com emoção. Trata-se de um conceito judicial, que envolve nosso estado de violação da lei, bem como o merecimento de punição.[5]

A doutrina ortodoxa do pecado é tão ofensiva para muitos. É difícil aceitar o fato de uma pessoa ser culpada por algo que não fez. Ser responsabilizado pelo pecado de Adão parece injusto. No entanto, devemos admitir: o que pensamos ser justo pode não ser realmente justo de acordo com o padrão perfeito de Deus.

Devemos olhar, portanto, para Jesus, a fim de entendermos com clareza o conceito bíblico de culpa. De fato, é impossível entender a transmissão da culpa de Adão sem considerar a transmissão da justiça de Cristo. As duas coisas andam de mãos dadas. Paulo nos diz: "Porque, assim como, em Adão, todos morrem, assim também todos serão vivificados em Cristo" (1Co 15.22). Dessa forma, assim como o Jesus real e histórico é nosso representante na vida, o Adão real e histórico é nosso representante na morte.

Paulo explica isso ainda mais em Romanos 5.17-19, sobretudo no versículo 19: "Porque, como, pela desobediência de um só homem, muitos se tornaram pecadores, assim também, por meio da obediência de um só, muitos se tornarão justos". Pelo ato de desobediência de Adão,

---

5 Anthony A. Hoekema, *Created in God's Image* (Grand Rapids: Eerdmans, 1986), p. 148 [edição em português: *Criados à Imagem de Deus* (São Paulo: Cultura Cristã, 2019)].

somos pecadores; pelo ato de obediência de Cristo, nós nos tornarmos justos.

Se não acreditamos que a culpa de Adão nos foi atribuída, não temos fundamento para crer que, em Cristo, nos tornamos justos. A culpa imputada de Adão e a justiça imputada de Cristo são inseparáveis: é tudo ou nada. De fato, sermos culpados pelo pecado de Adão não é mais injusto do que sermos feitos justos pela morte de Cristo na cruz!

PECADO ORIGINAL: NOSSA NATUREZA CORROMPIDA

Uma importante consequência moral e ética da Queda é sua influência significativa em nossa compreensão sobre a sexualidade humana. Segundo Paulo, "todos, tanto judeus como gregos, estão debaixo do pecado" (Rm 3.9). Cada pessoa é concebida em pecado, como Davi confessa no Salmo 51.5. A consequência do pecado de Adão é transmitida indiscriminadamente a cada pessoa, de modo que todos somos, "por natureza, filhos da ira, como também os demais" (Ef 2.3). Esse conceito teológico fundamental é chamado de "pecado original".

Assim como a palavra "Trindade", a expressão "pecado original" não aparece na Bíblia, mas o conceito, sim. Muitos confundem o conceito de "pecado original" com o "primeiro pecado real de Adão e Eva" no jardim. Não são a mesma coisa. O pecado original é o *resultado* daquele primeiro pecado, uma consequência com amplas ramificações morais.[6] Lamentavelmente, todo ser humano nasce com essa condição pecaminosa.[7] Considerado pelo que é, o pecado original é o primeiro e maior nivelador já conhecido pela humanidade. Todos começamos com o pecado original.

---

[6] R. C. Sproul, *What is Reformed Theology? Understanding the Basics* (Grand Rapids: Baker Books, 1997), p. 123 [edição em português: *O que é Teologia Reformada* (São Paulo: Cultura Cristã, 2009)].
[7] Hoekema, *Created in God's Image*, p. 148.

Ele é chamado de "original" porque sua origem foi no princípio. Todos os nossos pecados *pessoais* (pensamentos, desejos, palavras e ações pecaminosas) se originam dele. Como Agostinho disse, o pecado original é tanto a filha quanto a mãe do pecado.[8] Por que o pecado original é tão importante a ponto de ser uma doutrina essencial cristã? Pois apenas quando compreendemos o alcance do pecado original é que podemos entender plenamente a imensidão de nossa necessidade de renascimento, redenção e renovação em Cristo.

O pecado original é o estado e a condição pecaminosa em que toda pessoa nasce. Em outras palavras, temos uma natureza corrompida. Enquanto a noção de culpa é uma condição legal de culpabilidade, o pecado original é uma condição moral. Nossa natureza foi corrompida pelo pecado, uma condição que gera apenas mais pecado.

A corrupção tem grande alcance, afetando toda a raça humana: "Não há justo, nem um sequer" (Rm 3.10). A corrupção também tem grande alcance, pois afeta por completo o ser humano. Em cada um de nós, o pecado impacta todos os aspectos: ações, palavras, pensamentos e desejos, inclusive nossos desejos sexuais.

Isso não significa, contudo, que o pecado original seja uma substância real dentro de nós ou um aspecto específico de nossa essência.[9] Pelo contrário, ele é uma contaminação e corrupção de toda a nossa natureza e, portanto, uma distorção da imagem de Deus. O pecado alterou toda nossa orientação, passando da obediência para a rebelião. O pecado original não é *quem* somos, mas sim uma abrangente contaminação de nossa identidade essencial, ou seja, o pecado original é *como* estamos.

Isso também não significa que seremos tão perversos quanto possível ou que não resta nada de bom em nós. A graça comum de Deus é concedida a todos: salvos e não salvos. Pessoas não convertidas, sem dúvida,

---

8 Agostinho de Hipona, *Sobre o Casamento e a Concupiscência*, 1.27.
9 Hoekema, *Created in God's Image*, p. 148.

são capazes de fazer coisas boas. Contudo, até o ato mais altruísta é manchado pelo egocentrismo. Cada aspecto humano foi, de alguma forma — grande ou pequena —, manchado pelo pecado.

O pecado afeta nossas ações a tal ponto que Paulo considera: "Não há quem faça o bem, não há nem um sequer" (Rm 3.12, citando Sl 14.3). Nossas palavras também foram pervertidas, pois nossa boca está "cheia de maldição e de amargura" (Rm 3.14; Sl 10.7). Até mesmo nossa razão e pensamentos estão maculados, pois todos estão "obscurecidos de entendimento" (Ef 4.18).

Não é de surpreender que os desejos de nosso coração também estão corrompidos, como Jesus afirma com clareza: "Porque de dentro, do coração dos homens, é que procedem os maus desígnios, a prostituição, os furtos, os homicídios, os adultérios, a avareza, as malícias, o dolo, a lascívia, a inveja, a blasfêmia, a soberba, a loucura" (Mc 7.21-22).

A abrangente natureza do pecado, sem dúvida, é real para os não cristãos. E para os que nasceram de novo e não são mais escravos do pecado? Em Gálatas 5.16-17, Paulo exorta os cristãos: "Andai no Espírito e jamais satisfareis à concupiscência da carne. Porque a carne milita contra o Espírito, e o Espírito, contra a carne, porque são opostos entre si; para que não façais o que, porventura, seja do vosso querer". Essa luta não é incomum no indivíduo já convertido.

"Carne" é um termo distintamente — ainda que não singularmente — paulino. Embora algumas traduções interpretem o conceito como "natureza pecaminosa", ele não deve ser confundido com a ideia de *quem nós somos*, mas tem a ver com nossa condição humana caída.[10] Em Gálatas 5, para Paulo, o Espírito Santo habita nos crentes, mas o presente século maligno ainda não terminou.

---

10 Douglas J. Moo, "'Flesh' in Romans: A Challenge for the Translator", em *The Challenge of Bible Translation: Communicating God's Word to the World*, ed. Glen G. Scorgie, Mark L. Strauss & Steven M. Voth (Grand Rapids: Zondervan, 2003), p. 366-67.

Enquanto estivermos, portanto, deste lado da glória, os desejos de nossa carne estarão em guerra com os desejos do Espírito e vice-versa.[11] A luta do crente para resistir ao pecado é real, pois o pecado "tenazmente nos assedia" (Hb 12.1).

John Owen, ao considerar *o pecado que habita em nós*, ensina o conhecido "princípio eficaz e operante", segundo o qual somos continuamente inclinados para o mal, mesmo após nossa conversão.[12] Por isso, Paulo instrui os crentes: "Se, pelo Espírito, mortificardes os feitos do corpo, certamente, vivereis" (Rm 8.13). A mortificação do pecado é nossa responsabilidade constante, e devemos estar sempre vigilantes. Como Owen costumava dizer: "Continue matando o pecado, ou ele continuará matando você".[13]

Vimos anteriormente que Adão e Eva, a princípio, eram capazes de *não* pecar. Usando as expressões latinas de Agostinho, Adão e Eva eram tanto "capazes de não pecar" (*posse non peccare*) quanto "capazes de pecar" (*posse peccare*).[14] Porém, desde a Queda — devido à abrangente contaminação —, homens e mulheres não regenerados são "incapazes de não pecar" (*non posse non peccare*).

Todavia, um aspecto essencial da Grande História de Deus é a Redenção. Assim, os crentes nascidos de novo agora são "capazes de não pecar" (*posse non peccare*). Infelizmente, o pecado ainda persiste no crente e não será erradicado por completo até a culminação da história redentora, quando os fiéis eleitos de Deus alcançarão a glorificação no

---

11 Thomas R. Schreiner, *Galatians* (Grand Rapids: Zondervan, 2010), p. 343.
12 John Owen, "Indwelling Sin", em *Overcoming Sin and Temptation,* ed. Kelly M. Kapic & Justin Taylor (Wheaton: Crossway, 2006), p. 233-39 [edição em português: "O Pecador Interior", em *Para Vencer o Pecado e a Tentação,* ed. Kelly M. Kapic & Justin Taylor (São Paulo: Cultura Cristã, 2019)].
13 John Owen, "Of the Mortification of Sin in Believers", em *Overcoming Sin and Temptation,* ed. Kelly M. Kapic & Justin Taylor (Wheaton: Crossway, 2006), p. 50 [edição em português: *A Mortificação do Pecado* (São Paulo: Vida, 2005)].
14 Agostinho de Hipona, *Sobre Correção e Graça,* cap. 33.

último dia da Consumação e serão perfeitamente "incapazes de pecar" (*non posse peccare*).

Assim como a imagem de Deus, o pecado original é um conceito crucial para entendermos corretamente a humanidade. Contudo, como essas doutrinas se relacionam em específico com o meu ente querido que é gay? Ou como esses paradigmas teológicos me ajudam a ministrar melhor a cristãos atraídos pelo mesmo sexo?

No próximo capítulo, apresentarei a ideia de que, sem uma antropologia teológica correta para ser a base de nosso entendimento sobre sexualidade humana, somos levados com mais facilidade a distorções sutis — porém, importantes — da verdade.

5
POR QUE A ANTROPOLOGIA É IMPORTANTE

AS CONSEQUÊNCIAS DE IGNORARMOS QUEM SOMOS

A Torre de Pisa é conhecida ao redor do mundo pela sua inclinação involuntária. No século 12, essa torre de sino foi construída sem precisar de apoios. Infelizmente, porém, o projeto estava errado desde o início: o alicerce tinha apenas três metros, e o solo era fraco e instável.

Assim que a construção avançou para o segundo andar, o edifício começou a afundar de um lado, pois o solo era muito leve. Em seu pior estado, a torre ficou perigosamente inclinada cinco graus e meio. Na década de 1990, engenheiros temeram que ela desmoronasse. Depois de a endireitarem um grau e meio (45 cm), a estrutura foi estabilizada, mas apenas de modo temporário.[1]

---

1 Editores da *Encyclopaedia Britannica*, "Leaning Tower of Pisa", *Encyclopaedia Britannica*, 2017. Disponível em: www.britannica.com/topic/Leaning-Tower-of-Pisa. Acesso em 29 de nov. de 2024. Organizadores da *New World Encyclopedia*, "Leaning Tower of Pisa", *New World Encyclopedia*, 2018. Disponível em: www.newworldencyclopedia.org/p/index.php?title=Leaning_Tower_of_Pisa&oldid=1012531. Acesso em 29 de nov. de 2024.

Ao considerar nossa sexualidade, é de extrema importância começarmos com o alicerce correto. Quando eu era criança, minha mãe me ensinou um famoso provérbio chinês: "Chā zhī háo lí, shī zhī qiān lǐ" ["Um desvio de um milímetro leva a uma perda de mil quilômetros"]. Se, de início, o ponto de partida estiver um pouco errado, o desvio no final pode ser gigantesco.

Quando se trata de sexualidade, o ponto de partida deve sempre ser a imagem de Deus e a doutrina do pecado. Nenhum cristão deve jamais questionar esses princípios fundamentais. No entanto, ao abordar a sexualidade, alguns sofrem de amnésia quanto à compreensão bíblica de quem somos. Esse erro leva a conclusões que aparentam estar a mil quilômetros de distância da verdade.

Permita-me explicar com alguns exemplos.

CONDENAÇÃO ARROGANTE

Antes de vir a Cristo, minha percepção como gay era de que os cristãos nos consideravam como merecedores do lugar mais quente do inferno. Jesus precisaria ficar pendurado na cruz um pouco mais para pagar pelo pecado de nossos relacionamentos homossexuais. Muitos não cristãos têm a impressão de que os seguidores de Jesus veem os relacionamentos entre pessoas atraídas pelo mesmo sexo como o pior pecado existente. Porém, as Escrituras afirmam que há apenas um pecado imperdoável: blasfemar contra o Espírito Santo, e não o comportamento homossexual (Mt 12.31-32; Mc 3.28-29; Lc 12.10).

Gostaria de ilustrar essa ideia. Certa vez, após palestrar em uma igreja próxima de uma base militar, fui abordado por um senhor de idade que dizia ter lutado na Guerra do Vietnã. Ele assistiu a todas as minhas palestras no culto de domingo e até voltou naquela noite. Ele não planejou comparecer a nenhuma de minhas palestras. Na verdade, estava incomodado até com o fato de a igreja estar perdendo tempo com esse assunto. "O que mais precisa ser dito? É pecado!"

Durante o culto, contudo, quando ele ouviu o testemunho de meus pais e o amor deles por seu filho gay, o Espírito Santo lhe deu "um soco no estômago". Esse era o mesmo senhor que havia dito: "quando era jovem, se soubesse que outro soldado era gay, atirava nele pelas costas durante o combate". Ele se dizia cristão.

Sua voz vacilou e seus olhos se encheram de lágrimas ao afirmar: "Hoje, percebo que estava errado. Você me perdoa?". Nunca esquecerei aquele emocionante momento em que ele me abraçou e chorou em meu ombro. Paulo nos diz em Romanos 2.4: "A bondade de Deus é que te conduz ao arrependimento". Para começar essa jornada de maneira certa, devemos humildemente reconhecer e nos arrepender de nossa própria pecaminosidade.

Paulo compreendia que era o principal dos pecadores, mas Deus o usou como "exemplo a todos que vierem a crer nele para a vida eterna" (1Tm 1.16, NVT). Mais fundamental ainda é: mesmo o pecador culpado dos crimes mais hediondos continua sendo alguém criado à imagem de Deus. Quanto mais percebemos o quão pecadores somos, mais humildes devemos nos tornar e mais Deus pode nos usar como exemplo do Evangelho.

Devemos alertar os outros sobre os perigos do pecado? Claro que devemos! Mas como estamos fazendo isso? Diz-se que o grande evangelista do século 19, Dwight Lyman Moody, era o mais qualificado para pregar sobre o inferno e a ira de Deus, porque o fazia com lágrimas.

A humildade é um ótimo ponto de partida, sobretudo quando nosso objetivo é direcionar pessoas a Cristo. Ainda não encontrei ninguém que tenha se convertido por considerar alguém mais santo do que ele! Somente quando nos vemos como pecadores é que somos capazes de ver outros pecadores como Deus os vê.

DIAGNÓSTICO INCORRETO

Uma das tristes consequências de ter o sistema imunológico enfraquecido devido ao HIV é que sou mais propenso a ficar doente do que a maioria das pessoas. Quando não estou me sentindo bem, a primeira coisa que desejo é um diagnóstico médico exato do meu problema. Diagnóstico correto significa tratamento correto. Diagnóstico incorreto, por sua vez, significa tratamento incorreto. Discernir a raiz do problema é a chave para uma resposta adequada. O mesmo processo se aplica a todos os aspectos da condição humana.

A homossexualidade tem sido diagnosticada de forma incorreta há décadas. Você, provavelmente, já ouviu dizer que as causas primárias da homossexualidade são a ausência do pai, a dominância da mãe ou traumas passados. Em outras palavras, a infância deficiente e imperfeita é a culpada por pessoas se atraírem pelo mesmo sexo.

Meu irmão mais velho e eu tivemos infâncias muito semelhantes. Ele, contudo, nunca teve de lidar com atração por pessoas do mesmo sexo. Eu nunca fui sexualmente abusado, mas, ainda assim, a atração homossexual faz parte da minha realidade. Muitas pessoas parecem ter uma criação cristã quase perfeita e, mesmo assim, sentem atrações não desejadas pelo mesmo sexo.

Os cristãos parecem ter aceitado cegamente essas supostas causas, com pouca reflexão crítica e bíblica. Os estudos citados para apoiar as alegações geralmente mostram alguma correlação. Correlação, no entanto, não constitui causa. Certamente, os pais podem ter influências positivas ou negativas na vida de seus filhos, mas influência não é o mesmo que causa. O abuso tem efeitos graves sobre um indivíduo, mas acontecimentos prejudiciais não são a causa da luta de ninguém contra o pecado.

Não conheço, com sinceridade, nenhum outro pecado em que a culpa seja colocada exclusivamente nos pais. A última coisa de que pais que estejam sofrendo precisam é a acusação injusta de que causaram a atração de seus filhos pelo mesmo sexo. O diagnóstico de que a homossexualidade é um transtorno psicológico e de desenvolvimento induzido por uma má criação pelos pais não condiz de forma alguma com as Escrituras. Ele é mais freudiano do que bíblico. Não lutamos contra o pecado porque tivemos uma criação imperfeita, mas porque somos pecadores.

Os cristãos reconhecem que o pecado original é a causa de qualquer outro pecado. No caso da homossexualidade, no entanto, eles parecem abrir uma exceção ao dizer que a atração por pessoas do mesmo sexo é, sobretudo, um resultado da criação familiar, e não da Queda. Se fosse nosso ambiente que nos fizesse pecar, não precisaríamos de Jesus. Tudo aquilo de que precisaríamos seria um ambiente melhor. Desta forma, a morte de Cristo na cruz se torna insuficiente, enquanto a justificação e a santificação se tornam dependentes do esforço humano. Não estamos debatendo sobre opiniões diferentes aqui. A suficiência de Cristo está em jogo, e esse não é um assunto trivial.

Para aqueles que são pais e estão sobrecarregado de culpa, questionando o que fizeram de errado ou como poderiam ter evitado isso, peço que me escutem, por favor: não é culpa sua. É evidente que os pais querem influenciar seus filhos para melhor, e não para pior, mas a paternidade ou maternidade perfeita não garante filhos perfeitos. Observe: Adão e Eva tinham um Pai perfeito e foram criados em um ambiente perfeito, mas, mesmo assim, se rebelaram! O que nos faz pensar que podemos fazer melhor?

O objetivo principal da paternidade cristã não é necessariamente *gerar* filhos piedosos, mas, acima de tudo, *ser* pais piedosos. Pais, vocês não são Deus! Os dons da fé, santificação e vida eterna não são dados pelos pais. Somente Deus pode dar vida e redimir.

Quando nos lembramos corretamente da doutrina bíblica do pecado, percebemos que todo pecado (como a prática sexual entre pessoas do mesmo sexo) e toda luta contra o pecado (como resistir ao desejo sexual por pessoas do mesmo sexo) têm uma única causa: o pecado original. As coisas do nosso passado são catalisadores secundários, não a fonte primária. Não é uma ideia nova. É apenas ortodoxia. Além disso, não há evidências bíblicas de que a Psicoterapia de Desenvolvimento Humano resolverá ou diminuirá nossas tentações pecaminosas.

Pelágio, nos séculos quarto e quinto, era um asceta praticante de um moralismo rígido. Ele se opôs à teoria de Agostinho sobre o pecado original e ensinou que o pecado de Adão não tinha nenhum impacto sobre o restante da humanidade. O Concílio de Cartago, em 418 d.C., condenou Pelágio e suas perspectivas sobre o pecado e a humanidade como heréticas.

O pecado original é essencial para a compreensão bíblica da justificação. Ao rejeitá-lo, as pessoas rompem com a ortodoxia. No entanto, a base de muitas ideias que circulam no cristianismo popular é mais semelhante ao pelagianismo do que à verdade bíblica. Afirmar que a raiz principal da homossexualidade é qualquer coisa além do pecado original é negar a ortodoxia.

A ideia ainda tem paralisado muitos pastores com a mentira de que, sem treinamento profissional, eles não podem ajudar pessoas atraídas pelo mesmo sexo. É evidente que os pastores devem se esforçar para se informar melhor e que o aconselhamento bíblico é benéfico. No entanto, é triste e problemático quando a única resposta pastoral para pessoas atraídas pelo mesmo sexo é um encaminhamento médico. Todo pastor deveria saber como ministrar a alguém que está lutando contra o pecado.

A raiz da atração por pessoas do mesmo sexo é o pecado original e, como tal, não é tão excepcional assim. Todos temos distorções pecaminosas da nossa sexualidade. A homossexualidade é normalmente considerada anormal, mas a forte realidade é que, para alguns, na verdade, ela *parece* bastante normal e até mesmo natural.

O fato é que, em geral, o pecado parece normal e natural para todos. Isso o torna tão atraente, viciante e enganoso. O que *não* é normal é matar o pecado que habita em nós (Rm 7.23; 8.13). Todas as tentações e os comportamentos pecaminosos são para nós uma verdadeira luta e batalha.

Você pode se questionar: "como posso ajudar alguém com atração por pessoas do mesmo sexo se eu não luto com isso?". A resposta é: desde quando precisamos lutar com um pecado específico para podermos ajudar outra pessoa que o enfrenta? Será que eu preciso cometer adultério para poder ministrar a um adúltero? Preciso me envolver com pornografia para poder ajudar um viciado em pornografia? Preciso fofocar para poder ajudar um fofoqueiro? Se você conhece a Jesus e já teve alguma vitória sobre o pecado, pode ajudar outro pecador.

A homossexualidade não é um transtorno psicológico nem um problema de desenvolvimento. Pensar dessa forma é uma tentativa fútil e centrada no ser humano de apagar a realidade do pecado original. Chamemos o pecado pelo nome. Ao fazermos isso, percebemos que a resposta não é centrada no ser humano. A única resposta para o pecado é Jesus Cristo. O pecado é o grande problema; Jesus é a grande solução.

UM ERRO CATEGÓRICO

Nossa amnésia em relação ao pecado original não se expressa apenas em um diagnóstico errado. Ela também ocorre quando o conceito de pecado é substituído por uma classificação de aparência inofensiva, mais tolerável e aceitável: a orientação sexual.

Não é de surpreender que o mundo tente suavizar e apagar o pecado. Contudo, quando os cristãos veem a orientação homossexual como algo neutro e inocente — apenas como o persistente e involuntário padrão fenomenológico de se sentir atraído por pessoas do mesmo sexo —, será que não estamos fazendo "vistas grossas" para a doutrina do pecado?

Não é verdade que cristãos com atração por pessoas do mesmo sexo têm apenas duas opções: serem ex-gays ou viverem em celibato. Acredito que esses dois caminhos falham da mesma maneira: eles elevam a orientação sexual a uma categoria redimível.

Segundo os "ex-gays", a orientação sexual pode mudar de homossexual para heterossexual, mesmo que de forma leve e gradual. Já para os "cristãos gays celibatários", a orientação sexual não pode mudar, e a única opção é o celibato vitalício. Assim, um lado exalta a orientação heterossexual como ideal; o outro lado eleva a orientação homossexual como passível de santificação. Ambos se apoiam em uma visão errada.

Quando se pode escolher entre a visão bíblica e a secular, os cristãos devem optar pela visão bíblica. Em relação à compreensão da atração por pessoas do mesmo sexo (isto é, desejos sexuais e românticos que são persistentes e involuntários em relação ao mesmo sexo), será que existe uma visão bíblica melhor do que o conceito secular de orientação sexual?

Sim, existe. A visão é o *pecado*.

Não estou dizendo que a *capacidade* de ter atrações ou tentações por pessoas do mesmo sexo seja pecado *em si*. No entanto, o conceito do pecado original que habita em nós se encaixa em todas as descrições de orientação homossexual. O pecado original é uma condição involuntária, e o pecado que habita em nós é um padrão persistente de desejos e comportamentos pecaminosos. Portanto, não deveríamos escolher a terminologia bíblica em vez da secular? Por que tentar readequar e redimir um termo quando já existe uma visão bíblica que funciona?

Para alguns estudiosos, a atração sexual e romântica por pessoas do mesmo sexo tem origem na imagem de Deus, e não na Queda, de maneira que é boa ou até santificável. No entanto, se o comportamento homossexual é pecaminoso, seu desejo está enraizado na Queda, e não na imagem de Deus.

Devemos, contudo, ir além de dizer que a atração sexual e romântica pelo mesmo sexo é apenas uma consequência da Queda. Devemos perguntar se ela é uma consequência *natural* ou uma consequência *moral* da Queda. Como debatemos no capítulo anterior, um exemplo de consequência natural da Queda são as doenças e as deficiências físicas, como câncer e a cegueira. Consequências naturais não são imorais.

Se a atração por pessoas do mesmo sexo fosse apenas uma consequência natural da Queda, ela seria neutra e, como alguns afirmam, com potencial de santificação. Porém, se *agir* com base na atração homossexual é pecado, não há nada de neutro ou santificável nisso. O pecado sexual sempre envolve um componente moral. A atração por pessoas do mesmo sexo tem sua raiz no pecado original. E sejamos bem claros: não há *nada* de neutro e inocente no pecado original.

Esse é um erro categórico. O conceito secular de orientação sexual não se encaixa na visão bíblica de moralidade sexual. Assim, torna-se difícil distinguir entre o que é certo e errado, sobretudo porque nem todos os desejos e relacionamentos heterossexuais são corretos. No entanto, se construirmos uma classificação bíblica de sexualidade, levando em consideração tanto o conceito de *imago Dei* quanto a doutrina do pecado, discernir o que é certo e errado se torna muito mais claro. No capítulo seguinte, vamos detalhar e explicar essa classificação bíblica.

O problema da atração por pessoas do mesmo sexo é o pecado, e a resposta é o Evangelho.

NASCEMOS ASSIM?

Mas as pessoas não nascem gays? De acordo com a mídia e a cultura popular, esse parece um fato que a ciência provou de forma irrefutável. No entanto, nos muitos estudos realizados para investigar os fatores biológicos e ambientais que podem influenciar o desenvolvimento da atração por pessoas do mesmo sexo, nada foi conclusivo ainda.

A Associação Americana de Psiquiatria, recentemente, fez a seguinte declaração: "Alguns acreditam que a orientação sexual é inata e fixa. No entanto, a orientação sexual se desenvolve ao longo da vida".[2] Os cien-

---

2 "LGBT-Sexual Orientation", em American Psychiatric Association. Disponível em: www.psychiatry.org/lgbt-sexual-orientation. Acesso em 10 de ago. de 2015. A partir de 2018, sem nenhuma explicação, a página da internet não está mais disponível.

tistas estão longe de descobrir os fatores que contribuem para o desenvolvimento da atração sexual. Portanto, é insustentável e irresponsável afirmar que a atração sexual é comprovadamente inata.

Apesar da falta de evidências, persiste a crença de que as pessoas nascem gays, de forma que muitos concluem que o comportamento homossexual é tão imoral quanto a cor dos olhos. O fato, no entanto, de algo ser inato não significa que é permissível. Afinal, nascer pecador não torna o pecado certo. Precisamos mostrar às pessoas uma alegação muito mais importante feita pela Bíblia: independentemente da condição em que você nasceu, para Jesus "importa-vos nascer de novo" (Jo 3.7).

Não importa se você acha que nasceu alcoólatra; você deve nascer de novo. Não importa se você acha que nasceu mentiroso; você deve nascer de novo. Não importa se você acha que nasceu viciado em pornografia; você deve nascer de novo. Não importa se você acha que nasceu com qualquer outra dificuldade em relação a pecados sexuais; você deve nascer de novo.

Quando nascemos de novo, o velho se foi e o novo chegou: somos novas criaturas (2Co 5.17). Somos capazes de odiar nosso pecado sem odiar a nós mesmos. Nossa sexualidade não é mais *quem* somos, mas *como* somos. Mortificamos nosso velho eu a fim de que Cristo possa viver em nós (Gl 2.20). O efeito do pecado é tão generalizado, completo e radical que precisa haver um novo nascimento completo para qualquer pessoa entrar no Reino dos Céus (Jo 3.3).

Independentemente de nossa condição ao virmos ao mundo, precisamos de uma transformação total, o tipo de transformação que nosso Deus e Criador tornou inexplicavelmente possível somente pela graça, por meio da fé em Cristo. Essa não é uma mensagem apenas para a comunidade gay ou para aqueles que sentem atração por pessoas do mesmo sexo. Essa mensagem é para todos: *você deve nascer de novo*.

Essa é uma boa notícia.

6
SEXUALIDADE SANTA

O BOM PROPÓSITO DE DEUS PARA TODOS

Nos últimos anos, meu pai, minha mãe e eu tivemos o privilégio de conhecer vários pais e mães com filhos que se identificam como gays ou lésbicas. Caminhamos pessoalmente com muitos desses pais ao longo de fases difíceis de sua jornada. Para muitos, tem sido uma viagem longa e emocionalmente intensa. Nunca vou me esquecer de uma mãe que conheci.

Quando se aproximou de mim, a expressão em seu rosto revelou que ela estava usando toda a sua força para se manter de pé. Ela caminhou em minha direção, abaixou a cabeça em direção às mãos. A represa se rompeu, e as lágrimas começaram a correr à medida que ela liberava suas emoções reprimidas. Coloquei a mão em seu ombro e disse suavemente: "Está tudo bem. Está tudo bem".

Ela tentou pôr para fora as palavras, mas não conseguia parar de chorar. Ofereci mais algumas palavras de conforto para preencher o silêncio, dizendo que eu tinha todo o tempo de que ela precisasse. Depois de alguns instantes, ela conseguiu formular uma frase: "Eu só... só quero que meu filho... seja normal".

Normal.

Em meio a choro e soluços, aquela mãe arrasada contou o relato de seu filho ser gay e estar se mudando para morar com o namorado. Ela estava totalmente abalada e não tinha contado a ninguém, nem mesmo ao seu marido. Continuou expressando uma profunda frustração, perguntando por que esse filho não podia ser como seu outro filho, *normal*, com uma namorada fixa e até mesmo um bebê a caminho.

De alguma forma, a bússola moral daquela mãe estava desorientada. Ela não percebeu que, no fundo, sua ideia do que era certo estava errada. Para ela, o filho gay não estava bem, e o filho fornicador estava. Assim como muitos hoje em dia, aquela mãe entristecida equivocadamente associava o "normal" — ou seja, todas as formas de heterossexualidade, inclusive as relações extraconjugais — a algo moral e bom. Neste momento, sei que você pode estar pensando: "Mas a heterossexualidade é ordenada por Deus!". Continue comigo e ouça o que tenho a dizer. Esse pode ser um dos pontos mais importantes do livro.

Sem dúvida, o relacionamento entre pessoas do mesmo sexo é pecaminoso. Mas será que isso significa que a heterossexualidade, *em todas as suas formas*, é abençoada por Deus? Muitos supõem que sim. Durante décadas, o objetivo de alguns aconselhamentos "cristãos" para pessoas com uma não desejada atração por pessoas do mesmo sexo tem sido desenvolver o "potencial heterossexual".[1] No entanto, será que a Bíblia, de fato, promove e abençoa totalmente a heterossexualidade *em todas as suas formas*? A heterossexualidade constitui a direção geral correta, mas será que ela descreve adequada e completamente como todos deveriam se comportar sexualmente? E quanto às pessoas solteiras? E aquelas que não estão em nenhum relacionamento?

Qual é o padrão bíblico de sexualidade? A heterossexualidade descreve de forma precisa e abrangente a moralidade sexual para todos,

---

1 Joseph J. Nicolosi, *Shame and Attachment Loss: The Practical Work of Reparative Therapy* (Downers Grove: IVP Academic, 2009), p. 24.

tanto casados quanto solteiros? Como evangélicos, nosso parâmetro é a Escritura, e tudo deve ser medido por ela.

CHEGOU A HORA DE SE LIBERTAR

Para começar, precisamos definir "sexualidade". De acordo com *The New Shorter Oxford English Dictionary on Historical Principles* [O novo minidicionário Oxford de princípios históricos], "sexualidade" consiste em diferentes aspectos: expressão sexual, desejos sexuais e capacidade de sentir desejos sexuais.[2] Como as ações são mais concretas e mais fáceis de avaliar do que os desejos, começaremos por aí. Nos três capítulos seguintes, abordaremos os desejos e a capacidade de senti-los.

Neste capítulo, analisaremos o que é expressão sexual e se a heterossexualidade representa de forma precisa e abrangente o padrão perfeito e específico de Deus. Se ela não representar, buscaremos um termo correto para articular de maneira completa e inequívoca a sexualidade bíblica. Uma vez que conseguirmos estabelecer os critérios de comportamento sexual, estaremos em melhor condição para avaliar os outros dois aspectos, isto é, os desejos e a capacidade de senti-los.

Para ajudar em nossa avaliação, aqui está uma definição de "heterossexual": "relacionado a relações sexuais entre pessoas de sexos opostos".[3] Essa definição é extremamente ampla e poderia incluir comportamentos que a Bíblia considera pecaminosos, como um homem dormir com várias mulheres, um marido trair a esposa com outra mulher e até mesmo um relacionamento monogâmico comprometido entre um namorado e uma namorada que vivem juntos. Nos dias atuais, esses três

---

2 *The New Shorter Oxford English Dictionary on Historical Principles*, ed. Lesley Brown, 4ª ed. (Nova York: Oxford University Press, 1993), s.v. "sexuality".
3 *The Oxford English Dictionary*, 2ª ed. (Nova York: Oxford University Press, 1989), s.v. "heterosexual".

cenários de uma relação heterossexual podem ser comuns e normais. Contudo, sem dúvida, são pecaminosos aos olhos de Deus.

Alguns cristãos realmente consideram esses casos um "sucesso" para indivíduos com atração pelo mesmo sexo que alcançaram seu "potencial heterossexual". A Bíblia não abençoa toda variedade de relacionamentos heterossexuais. Deus declara que apenas o sexo entre marido e mulher dentro do casamento é bom. Toda expressão sexual fora desse contexto, seja em um relacionamento heterossexual ou homossexual, é condenada por Deus como pecaminosa.

Aqui estão alguns exemplos bíblicos de relacionamentos sexuais pecaminosos que seriam definidos como heterossexuais. No Antigo Testamento, lemos sobre o incesto das filhas de Ló com seu pai (Gn 19.31-36); o estupro de Diná por Siquém (Gn 34.2); a fornicação de Sansão e a prostituta (Jz 16.1); o adultério de Davi e Bate-Seba (2Sm 11.1-5); o incesto e estupro de Tamar por Amnon (2Sm 13.1-19); e a prostituição de Gômer, esposa de Oséias (Os 3.1-3).

No Novo Testamento, somos informados sobre o incesto e adultério de Herodes (Mt 14.3-4; Mc 6.17-18; Lc 3.19); a prostituição do filho pródigo (Lc 15.30); a mulher samaritana sem marido vivendo com o sexto de uma série de homens (Jo 4.16-18); e a igreja de Corinto se vangloriando de um homem que se atreveu a "possuir a esposa de seu próprio pai" (1Co 5.1). O Novo Testamento menciona 32 vezes o adultério (em grego, *moicheia*, com suas quatro outras formas) e 55 vezes a imoralidade sexual (em grego, *porneia*, com suas três outras formas) — termos que se referem sobretudo ao pecado heterossexual.

Quando apenas afirmamos que "a heterossexualidade é correta", sem qualificações, implicitamente estamos aprovando toda a imoralidade sexual listada anteriormente. Certamente, nem todo comportamento ou relacionamento heterossexual é pecaminoso — a união entre marido e esposa é abençoada por Deus —, mas também devemos reconhecer que a heterossexualidade *não* é sinônimo de casamento bíblico. A questão fundamental é: ao reconhecermos amplamente a heterossexualidade, também estamos aprovando, de maneira inadvertida ou não, o pecado heterossexual.

Como debati no meu capítulo sobre identidade, os termos "heterossexual" e "homossexual" têm origem em uma antropologia secular, que exalta os desejos sexuais como uma forma legítima de classificar a humanidade. Será que, de fato, essa é uma categoria ontológica que os cristãos devem adotar? Somos definidos por nossos desejos e comportamentos sexuais?

O mundo adota esses termos, "heterossexualidade" e "homossexualidade", visto que, em alguma medida, os desejos sexuais e a expressão sexual são de extrema importância para ele. Nossas salas de aula e visores de nossas televisões fazem alarde de que sexo e sexualidade são aspectos inseparáveis, necessários e essenciais de quem somos.

Aderir à classificação secular e humana da heterossexualidade para descrever como os cristãos devem viver não atende ao padrão perfeito de Deus para a expressão sexual. A Bíblia não classifica a humanidade de acordo com os desejos sexuais (ou qualquer outro tipo de desejo).

Vivemos em um novo mundo, que não só abraça o casamento entre pessoas do mesmo sexo como legítimo, mas também confunde a heterossexualidade e a homossexualidade com "quem somos". Não é sábio usar um termo que confunde nossa verdadeira identidade. Devemos nos recusar veementemente a abraçar uma categoria tão ampla que inclui comportamentos pecaminosos. Em nossa cultura desordenada, a ambiguidade já não é uma opção. Em vez de aprovar o que, via de regra, é normal, comum e usual, devemos olhar precisamente para o que é *bíblico*.

Você pode, contudo, questionar: "Quais outras opções temos além da heterossexualidade e homossexualidade?". Aquilo de que precisamos é um paradigma completamente novo para representar a ética sexual de Deus.

Sexualidade santa.

Temos buscado nos encaixar dentro de uma estrutura que não corresponde corretamente à expressão sexual bíblica: heterossexualidade, bissexualidade ou homossexualidade. É hora de nos libertarmos desse paradigma e abraçarmos a visão de Deus sobre a sexualidade. A sexualidade santa consiste em dois caminhos: castidade na solteirice e fidelidade no casamento. Castidade é mais do que uma simples abstinência de sexo extraconjugal; ela transmite pureza e santidade. Fidelidade é mais do que apenas manter a castidade e evitar sexo ilícito; ela transmite um compromisso de aliança.

Ambos os caminhos representam a *única* ética sexual bíblica correta e articulam de maneira inequívoca as expressões exatas do comportamento sexual abençoado por Deus. Muitas vezes, os cristãos focam apenas no casamento, mas se esquecem da solteirice. A heterossexualidade, por exemplo, não diz nada sobre castidade na solteirice. No entanto, Deus abençoa tanto o casamento bíblico quanto a solteirice; um sem o outro não descreve suficientemente a vontade de Deus. Em um mundo que turva as linhas da moralidade em todos os tons de cinza, devemos perceber que a sexualidade bíblica é mais esclarecida do que pensamos.

Sendo sincero, não estou apresentando nada novo ou monumental. De Gênesis até Apocalipse, em todo o testemunho bíblico, apenas dois caminhos se alinham com o padrão de Deus para a expressão sexual: se você é solteiro, seja sexualmente abstinente e fuja dos desejos lascivos; se você é casado, seja sexual e emocionalmente fiel ao seu cônjuge do sexo oposto e fuja dos desejos lascivos.

Nenhuma terminologia tem representado com precisão o padrão bíblico de expressão sexual, que abrange essas duas formas de viver. Embora a categoria de heterossexualidade inclua alguns comportamentos pecaminosos, também não inclui claramente a solteirice casta. Portanto, é necessário um novo termo: *sexualidade santa*. O propósito desse termo é transcender o paradigma secular atual de orientação sexual, que é incapaz de apontar para a intenção clara de Deus para a expressão sexual.

A expressão "sexualidade santa" tem como objetivo simplificar e desembaraçar o complexo e desordenado debate sobre sexualidade. A verdade é que o padrão de Deus para *todos* é a sexualidade santa: castidade na solteirice e fidelidade no casamento. Expectativas diferentes para pessoas diferentes não são apenas injustas, mas antibíblicas. Em vez de determinar como devemos viver com base em padrões duradouros de desejos eróticos, o chamado de Deus para *toda* a humanidade, de maneira bem simples, é a santidade.

A crítica aos relacionamentos homossexuais costuma ser principal ou exclusivamente um apelo ao padrão natural. Às vezes, as Escrituras são mencionadas apenas de forma secundária. Isso prioriza a revelação geral (natureza) sobre a revelação especial (Escritura). Ambas são importantes. O padrão natural, no entanto, tem suas limitações para comunicar por completo e com precisão a sexualidade bíblica.

O padrão natural aponta apenas para a intimidade sexual entre sexos opostos — em outras palavras, a heterossexualidade *em todas as suas formas*. Assim, um argumento baseado apenas no padrão natural obscurece o pecado heterossexual. As Escrituras apontam, em especial, para um homem e uma mulher em um casamento ou para a solteirice casta. Eis o motivo pelo qual a sexualidade santa é uma explicação exata e completa da ética sexual bíblica.

A inspirada e inerrante Palavra de Deus define o casamento como uma aliança santa entre um marido e uma esposa diante de Deus. O mundo rejeitou essa definição e inventou uma nova. O *Oxford English Dictionary* [Dicionário Oxford de inglês] define casamento como "a união legal ou formalmente reconhecida de duas pessoas como parceiras em um relacionamento pessoal".[4]

---

4 *The Oxford English Dictionary*, 3ª ed. (Nova York: Oxford University Press, 2000), s.v. "marriage".

Para afirmar, portanto, a definição correta e bíblica de casamento, usarei a expressão "casamento bíblico" e, por vezes, para simplificar, apenas "casamento". Para me referir à forma incorreta e antibíblica, sempre usarei um modificador: "casamento homossexual".

A sexualidade santa, como dito anteriormente, é a castidade na solteirice e a fidelidade no casamento. Perceba que sou cuidadoso ao descrever essas duas formas como "caminhos", não como "escolhas". Para a maioria das pessoas, ser solteiro *não* é uma escolha. Se você pensar bem, ninguém nasce casado. Todos nascemos solteiros! A solteirice é o padrão. Embora alguns possam escolher *permanecer* solteiros, nunca é uma escolha inicial. Em última instância, alguns desses caminhos difíceis são determinados pelo nosso Deus soberano.

Aos 33 anos, Bill se tornou cristão depois de ter vivido por 11 anos em relacionamentos com pessoas do mesmo sexo. Ele tinha o desejo de se casar e ter filhos. No entanto, 30 anos depois, ele continua solteiro e persevera em meio às suas atrações pelo mesmo sexo. Agora, aos 63 anos, ele conseguiu encontrar contentamento em sua solteirice. Bill leva uma vida plena e orienta muitos homens com experiências semelhantes. Ele também entende que a maioria dos solteiros na igreja não está solteira por escolha — quer sintam, quer não sintam atração pelo mesmo sexo.

Você pode estar pensando, então, que a solteirice vitalícia é a única opção para pessoas com atração pelo mesmo sexo. Permita-me contar a história interessante de outro amigo. Ele pensava ter apenas uma opção, até que Deus fez o inesperado.

Após anos na comunidade gay, Mark se tornou cristão e nunca mais se envolveu em relacionamentos com pessoas do mesmo sexo. Mesmo como novo convertido, ele nunca teve interesse por mulheres. Com uma rede próxima de amigos de sua nova família, a igreja, ele estava contente em ser solteiro pelo resto da vida, supondo ser sua única opção.

Mark tinha uma amiga muito próxima, chamada Andrea. Ela era uma nova seguidora de Cristo e veio de um passado difícil, com namorados abusivos e alguns abortos. Por causa de seus relacionamentos passados tóxicos, ela decidiu esperar para começar a namorar novamente, a fim de se concentrar em seu relacionamento com Deus.

Os dois se sentiram muito confortáveis um com o outro. Mark sabia que ela não desejava namorar, e Andrea sabia que ele não se sentia atraído por garotas. Mark a considerava sua melhor amiga e fiel confidente. Ele a amava como uma irmã.

Com o tempo, Mark começou a notar coisas novas nela. Novos sentimentos floresceram — tanto físicos quanto emocionais. Ele agora brinca dizendo que é difícil passar pela puberdade uma vez; agora, imagine duas! Mark juntou coragem o suficiente e convidou Andrea para um encontro.

Após meses de namoro, ele a pediu em casamento! Na noite de núpcias, confessou à sua nova esposa: "Querida, não consigo explicar. Não sinto atração por nenhuma outra mulher. Só me sinto atraído por você".

Na vida, é Deus quem determina o caminho que vamos seguir. Bill queria se casar, mas continua solteiro. Mark estava contente como solteiro, mas agora está casado com Andrea. Às vezes, não é o que esperamos nem mesmo o que desejamos no momento. Para alguns, é a solteirice; para outros, é o casamento. E, quando um homem e uma mulher, em obediência, atendem ao chamado de Deus para se casarem, Deus provê tudo aquilo de que necessitam para cumprirem seu relacionamento de aliança.

Mark pode ainda se sentir atraído por pessoas do mesmo sexo. Contudo, de forma sobrenatural, Deus lhe deu uma afeição emocional, romântica e sexual por Andrea que ele nunca teve por nenhuma outra mulher. Quem somos nós para dizer que o improvável é totalmente impossível?

DESEJO SEXUAL NO CASAMENTO

Aqui está algo para refletirmos: será que o desejo sexual é de fato um pré-requisito para o casamento? O erotismo é o teste definitivo para uma união saudável, piedosa e comprometida? Ou será que a revolução sexual nos influenciou a distorcer o casamento, transformando-o apenas em uma válvula de escape para nosso apetite sexual e pouco mais do que isso?

Podemos, na verdade, ser culpados de sexualizar excessivamente o casamento. Consideremos reavaliar a suposição de que a ausência de paixão sexual é muitas vezes associada a um casamento pouco saudável. A intimidade sexual consensual no casamento é boa, mas não estou convencido de que seja a base de um casamento bem-sucedido. Se você perguntar a casais que estão há mais de 50 anos casados, é improvável que ouça que o sexo maravilhoso foi o fator determinante do amor deles. É errado, então, os desejos sexuais se desenvolverem com o passar do tempo?

Antes da minha conversão, eu ouvia a mensagem "cristã" em alto e bom som: a homossexualidade é errada, e a heterossexualidade é certa. Se eu quisesse me tornar cristão, eu teria de ser sexualmente atraído por mulheres. É como se, quanto mais desejos eróticos eu tivesse por mulheres, mais cristão seria. Os cristãos consideraram erroneamente — e alguns ainda pensam assim — que o *principal* objetivo para alguém como eu é parar ou diminuir as atrações por pessoas do mesmo sexo e desenvolver atração pelo sexo oposto.

Você pode questionar: "Qual é o problema? Se uma pessoa com atração pelo mesmo sexo desejar se casar com alguém do sexo oposto, desenvolver atração heterossexual não ajudaria a atingir esse objetivo?". Contudo, ao tornar o desejo sexual como principal objetivo, saímos de um "buraco" para cair em outro. Permita-me contar uma história real como ilustração.

Conheci um pastor que tinha um amigo com atração por pessoas do mesmo sexo e fazia aconselhamento para mudança de orientação sexual. Um dia, enquanto dirigiam pela estrada, passaram por um outdoor de um clube de strip-tease local, e o amigo do pastor comentou que a modelo feminina seminua parecia "gostosa".

O pastor ficou surpreso e até explicou que, em qualquer outra situação, isso teria resultado em uma repreensão severa. No entanto, eles comemoraram algo que foi considerado um sinal de "sucesso". Assim como aquela mãe com o filho gay, uma visão falha e um fundamento impreciso levam a uma conclusão incorreta — e, na situação em questão, até à celebração e normalização do pecado.

Então, como posso ajudar da melhor forma alguém que deseja se casar? Apontando essa pessoa para Cristo. Ajudando-a a se tornar um homem ou uma mulher de extrema piedade. A chave para um casamento bem-sucedido não são desejos sexuais, mas a união com Cristo. E, mesmo com sentimentos heterossexuais, a pessoa deve persistir em resistir às tentações pecaminosas.

A heterossexualidade não vai levar você ao céu e não é o objetivo final para os que têm atração pelo mesmo sexo. Deus nos ordena: "sede santos, porque eu sou santo" (Lv 11.44-45; 19.2; 20.7; 1Pe 1.16). Porque Deus é santo, ele exige que o seu povo seja santo também.

Assim, o oposto bíblico da homossexualidade não é a heterossexualidade; esse não é o objetivo final. O oposto bíblico da homossexualidade é a santidade. Na verdade, o oposto de qualquer luta contra o pecado é a santidade!

A partir da Palavra de Deus, vemos que a expressão sexual não é toda má ou suja. Ela é um bom presente de Deus para um marido e uma esposa desfrutarem no contexto do casamento. Toda relação sexual fora desse contexto não é vontade de Deus. No entanto, ao permitir que o paradigma da orientação de heterossexualidade, bissexualidade e homossexualidade determine o debate, somos incapazes de comunicar com precisão os modos corretos e bíblicos de expressão sexual.

O casamento piedoso e a solteirice piedosa são duas faces da mesma moeda. Devemos parar de enfatizar apenas um sem o outro. Ambos são bons. A sexualidade santa — castidade na solteirice e fidelidade no casamento — é o bom padrão de Deus para *todos*.

7
TENTAÇÕES

ABORDANDO A ATRAÇÃO PELO MESMO SEXO

A expressão sexual entre pessoas do mesmo sexo é pecado, mas e a atração? Quando eu era recém-convertido, defini essa atração como sendo equivalente à tentação. Logo, eu acreditava que todas as atrações pelo mesmo sexo *não* eram pecaminosas, já que tentações *não* são pecaminosas. No entanto, percebi que nem todos definem atração da mesma forma que eu.

Será que atração significa tentação? Atração significa desejo? Atração significa luxúria? Ou é uma combinação de tudo isso? É aqui que surge a confusão. Se nem conseguimos definir "atração", como podemos afirmar se ela é pecado ou não? "Pecado" é uma palavra que aparece do começo ao fim da Bíblia. Contudo, a palavra "atração" não aparece nela. Em vez disso, os escritores bíblicos usam outros termos semelhantes como "tentação", "desejo", "cobiça" e "luxúria".

Para evitar maiores confusões, não vou considerar se a *atração* pelo mesmo sexo é pecaminosa. Em vez disso, vamos examinar se as *tentações* pelo mesmo sexo são pecaminosas e se os *desejos* pelo mesmo sexo são pecaminosos. Neste capítulo, debateremos primeiro o conceito de tentação. Depois, no capítulo seguinte, veremos os conceitos de desejo, cobiça e luxúria.

TENTADO EM TODAS AS COISAS

A realidade da tentação é encontrada em todas as páginas da Grande História de Deus. Em Gênesis 3, a astuta serpente conseguiu tentar Adão e Eva a se rebelarem contra Deus. No Novo Testamento, vemos Satanás tentando Jesus no deserto. Porém, ao contrário do primeiro Adão, o segundo Adão obedeceu a Deus perfeitamente, cumprindo sua vontade de forma plena (Mt 4.1-11; Mc 1.12-13; Lc 4.1-13).

As tentações na vida de Jesus, para o autor da Carta aos Hebreus, eram reais: "Porque não temos sumo sacerdote que não possa compadecer-se das nossas fraquezas; antes, foi ele tentado em todas as coisas, à nossa semelhança, mas sem pecado" (Hb 4.15). Neste versículo, "nossas fraquezas" se referem à nossa fragilidade moral e propensão ao pecado.[1]

A compaixão de Jesus pelas nossas fraquezas, ainda assim, vai além de uma mera compreensão teórica. Ele nos oferece ajuda real quando somos tentados. "Pois, naquilo que ele mesmo sofreu, tendo sido tentado, é poderoso para socorrer os que são tentados" (Hb 2.18). A compaixão do Filho de Deus decorre de sua total participação na humanidade e de sua exposição às mesmas experiências que nós.

Não significa, porém, que Jesus precisasse pecar para se compadecer. Como o apóstolo João escreve: "Sabeis também que ele se manifestou para tirar os pecados, e *nele não existe pecado*" (1Jo 3.5, grifo nosso). Sendo Deus, Jesus não pecou e, de fato, é incapaz de pecar (conhecemos isso como *impecabilidade*). Portanto, as tentações de Jesus não foram

---

1 William L. Lane, *Hebrews 1–8* (Nashville: Thomas Nelson, 1991), p. 107; Paul Ellingworth, *The Epistle to the Hebrews: A Commentary on the Greek Text* (Grand Rapids: Eerdmans, 1993), p. 268; George H. Guthrie, *Hebrews* (Grand Rapids: Zondervan, 1998), p. 175.

pecaminosas. Mas, se é assim, como ele pode se compadecer das nossas tentações?

A incapacidade de Jesus de pecar não diminui, de forma alguma, a realidade de sua luta intensa contra a tentação. Na verdade, sua impecabilidade em meio à tentação faz dele o exemplo supremo de luta, porque ele nunca cedeu. O teólogo britânico do século 19, B. F. Westcott, oferece a explicação mais clara da compaixão de Cristo:

> O poder da compaixão não está na mera capacidade de sentir, mas nas lições da experiência. E, novamente, a compaixão pelo pecador em sua tentação não depende da experiência do pecado, mas da experiência do poder da tentação ao pecado, que somente alguém sem pecado pode experimentar em plena intensidade. Aquele que cai se dobra diante da última pressão.[2]

Jesus lutou contra a tentação infinitamente mais do que qualquer homem ou mulher pecador e, ainda assim, foi vitorioso. O Filho do Homem foi tentado em todos os aspectos. Ele lutou de forma *completa* e *perfeita*, levando sua resistência à conclusão. Esse deve ser um encorajamento extraordinário para todos, principalmente para nós que lutamos contra a atração por pessoas do mesmo sexo.

Sim, nosso Senhor lutou muito *mais* do que nós. De fato, porque cedemos e nos entregamos à tentação e ao pecado, compreendemos a luta apenas em parte. Somente Jesus lutou *por completo*, pois ele resistiu heroicamente até o fim. Que Salvador e amigo incrível nós temos em Jesus!

---

2 Brooke Foss Westcott, *The Epistle to the Hebrews: The Greek Text with Notes and Essays,* 3ª ed. (Londres: Macmillan, 1920), p. 59-60.

UM LIVRAMENTO

Em 1 Coríntios 10, Paulo nos lembra do trágico exemplo dos israelitas no deserto e nos adverte seriamente a fugir da idolatria e da imoralidade sexual. No meio dessas palavras fortes, ele também nos oferece uma promessa encorajadora e fortalecedora: "Não vos sobreveio tentação que não fosse humana; mas Deus é fiel e não permitirá que sejais tentados além das vossas forças; pelo contrário, juntamente com a tentação, vos proverá livramento, de sorte que a possais suportar" (v. 13).

O verbo grego *peirazo* pode ser traduzido como "tentar, provar, prender em armadilha, ou seduzir".[3] A diferença entre uma provação e uma tentação está na motivação de quem prova. Por exemplo, Deus pode permitir que os crentes enfrentem uma provação para testar e aprimorar seu caráter (Jo 6.6). Por outro lado, Satanás tenta as pessoas para que pequem e desobedeçam a Deus (1Co 7.5).

Uma provação ou tentação pode nos edificar ou nos destruir. O puritano John Owen se aprofunda: "A tentação é como uma faca: ela pode cortar um pedaço de carne ou pode cortar a garganta de um homem; pode ser sua comida ou seu veneno, seu exercício ou sua destruição".[4]

Por vezes, é óbvio se a provação ou tentação vem de Deus, de Satanás, de outra pessoa ou de dentro de nós mesmos. Porém, em outras ocasiões, a palavra *peirazo* pode se referir, de forma geral, tanto à provação quanto à tentação, sem excluir um dos dois. Veja, em 1 Coríntios 10.13, um exemplo.[5]

---

3 Frederick William Danker, *A Greek-English Lexicon of the New Testament and Other Early Christian Literature*, 3ª ed. (Chicago: University of Chicago Press, 2001), p. 792-93.

4 John Owen, "Of Temptation: The Nature and Power of It", em *Overcoming Sin and Temptation*, ed. Kelly M. Kapic & Justin Taylor (Wheaton: Crossway, 2006), p. 152 [edição em português: *Sobre a Tentação* (São Paulo: Fonte Editorial, 2024)].

5 David M. Ciocchi, "Understanding Our Ability to Endure Temptation: A Theological Watershed", *Journal of the Evangelical Theological Society*, v. 35, n. 4 (dezembro de 1992), p. 470.

TENTAÇÕES

Paulo nos lembra de que nossas provações e tentações não são excepcionais, únicas nem mesmo insuportáveis. Satanás deseja que pensemos: ninguém consegue entender nossa luta. Isso é mentira. Uma das melhores armas do diabo é o isolamento. A verdade é que *nunca* estamos sozinhos em nossa luta.

O consolo da mensagem de Paulo, nesse versículo, se encontra em três palavras: "Deus é fiel". Nossa confiança em meio à tentação não está em nossas próprias habilidades finitas, mas em um Deus fiel e poderoso, que nunca encontra algo que não possa resolver. Deus nos dá a garantia de que cada tentação será proporcional à capacidade do tentado, juntamente à promessa de um "livramento".

Por favor, entenda o que Paulo está dizendo aqui! Para suportar a tentação, *não* é necessária uma capacidade sobre-humana nem mesmo uma grande fé. Até o crente mais fraco tem uma saída de emergência. Isso é um bálsamo de conforto para os fracos e até para os com pouca fé. Toda tentação sempre estará dentro da capacidade de perseverança de quem é tentado. O verdadeiro teste pode não estar em nossa *capacidade* de resistir à tentação, mas na profundidade de nossa *fé* na soberania do Deus Todo-poderoso.

Uma séria falácia corre solta em nossas igrejas: a ideia de que um bom cristão está de alguma forma imune à tentação. Simplesmente não é verdade. As Escrituras não prometem que a fé em Jesus resulta na erradicação das tentações. Se o próprio Jesus foi tentado, o que nos faz pensar que não seremos? A vida cristã não significa não ser tentado. Significa, por outro lado, ter a capacidade dada pelo Espírito de sermos santos mesmo em meio às tentações. O mais importante não é sermos tentados, mas a maneira como responderemos à tentação.

Se você está cheio de culpa por simplesmente ter tentações sexuais por pessoas do mesmo sexo, ouça estas palavras de John Owen: "É impossível que sejamos tão livres de tentações a ponto de não sermos tentados".⁶ Ser tentado não significa ter uma fé pequena, porque é muito comum e humano ser tentado. A verdade é que as tentações *não* são pecaminosas.

Devemos, no entanto, ter cuidado para não pensar na tentação de forma leviana. Ela não é pecado *em si mesma*, mas também não é inofensiva, pois logo pode levar ao pecado. Portanto, devemos estar sempre vigilantes em nossa resposta a ela. *Nenhuma* tentação ao pecado é sem importância ou sem consequências. Isso também se aplica às tentações pelo mesmo sexo.

Tiago nos dá o sério alerta de que a tentação é atraente: "Ao contrário, cada um é tentado pela sua própria cobiça, quando esta o atrai e seduz. Então, a cobiça, depois de haver concebido, dá à luz o pecado; e o pecado, uma vez consumado, gera a morte" (Tg 1.14-15). Embora isso não deva ser visto como um passo a passo do pecado e da tentação, para Tiago, Deus não nos tenta ao pecado (v. 13). Ele também nos alerta que a tentação leva ao pecado, o qual leva à morte.

Não há nada de inocente ou edificante na tentação de se atrair por pessoas do mesmo sexo. Ela é a dura realidade dos efeitos de distorção causados pelo pecado original. E a sexualidade de todos foi distorcida pela Queda. Portanto, resistir, lutar e fugir das tentações é um aspecto vital e normal da vida de um cristão maduro.

O cerne da questão não é se somos tentados, mas como reagimos: resistimos à tentação ou permitimos que ela se transforme em pecado? A questão não é *se* somos tentados, mas *quando* o seremos.

Fique, no entanto, tranquilo. Jesus é capaz de se compadecer e nos ajudar. E Deus é fiel, dando tentações de acordo com nossa capacidade de resistir e, ao mesmo tempo, sempre oferecendo uma forma de escape. Em nossas lutas, *nunca* estamos sozinhos.

---

6 Owen, *Of Temptation*, p. 159.

8

A ANATOMIA DO DESEJO

ENXERGANDO O FIM DESDE O COMEÇO

Quando eu estava no seminário e na faculdade de Teologia, li sobre alguns dos notáveis pais da igreja. Um deles se destacou em especial para mim devido à sua história singular de conversão. Quando jovem, Agostinho de Hipona (354–430 d.C.) era movido por seus desejos carnais e vivia uma vida de hedonismo e imoralidade sexual. Contudo, Deus ouviu as pacientes e persistentes orações de sua devota mãe cristã, Mônica. É fascinante como minha conversão foi semelhante à dele.

Embora Agostinho tenha rejeitado a fé em que foi criado e tenha se apegado a várias filosofias pagãs, ele começou a ouvir os sermões de Ambrósio, bispo de Milão. Isso apenas aumentou a pressão mental e emocional de lutar contra seus desejos carnais. Um dia, em seu jardim, Agostinho estava em amargo tormento e clamou a Deus: "Ó Senhor, até quando?".[1]

---

1 Agostinho de Hipona, *Confissões*, 8.12.

Enquanto chorava, ele ouviu a voz de uma criança da casa vizinha: "Tome e leia". Em uma mesa próxima, estavam algumas das epístolas de Paulo que Agostinho lia. Então ele pegou e leu o texto mais próximo a ele:

> Andemos dignamente, como em pleno dia, não em orgias e bebedices, não em impudicícias e dissoluções, não em contendas e ciúmes; mas revesti-vos do Senhor Jesus Cristo e nada disponhais para a carne no tocante às suas concupiscências. (Rm 13.13-14)

Agostinho escreveu posteriormente que, de imediato, sentiu serenidade em seu coração após ler esses versículos. O poder da Palavra de Deus adentrou seu coração endurecido de uma maneira marcante e provocou uma transformação radical. Por causa do impacto que teve em Agostinho, coloquei essa passagem no espelho de meu banheiro e a leio todas as manhãs em preparação para o meu dia.

Desejo é um conceito-chave nos escritos de Agostinho. Todos fomos criados para desejar a Deus como o nosso bem maior. Porém, devido à corrupção do pecado original, o objeto do nosso desejo deixou de ser Deus. Assim, hoje desejamos o que foi criado, em vez do Criador (Rm 1.25). Agostinho expressa isso da melhor forma em sua famosa oração: "Tu nos fizeste para ti, e o nosso coração está inquieto até que descanse em ti".[2]

Alguns pais da igreja parecem confundir desejos humanos com desejos sexuais. Entretanto, como sabemos, nem todo desejo é sexual. Da mesma forma, não devemos reduzir o desejo por pessoas do mesmo sexo ao erotismo. O sexo, na verdade, tem geralmente pouca importância em relacionamentos lésbicos; o padrão são os desejos românticos intensos.

---

2 Ibid., 1.1.

Ainda assim, embora a sexualidade seja *mais* do que atrações sexuais, ela não é definitivamente *menos* do que isso. A questão é: quanto mais? Será que sexualidade deveria ser definida de forma tão ampla como uma capacidade afetiva para relacionamento, a ponto de incluir até mesmo um desejo puro e platônico pela amizade?[3] Deveria também incluir a admiração pela beleza, como em uma orientação estética?[4] Se aceitarmos essas sugestões e ampliarmos o significado de atração por pessoas do mesmo sexo até esse ponto, acabamos de apagar a distinção entre desejo pelo sexo oposto e desejo pelo mesmo sexo. Como resultado, agora todos teriam atração por pessoas do mesmo sexo!

Se não devemos, contudo, expandir tanto o significado do termo "atração", quais tipos de desejos constituem a sexualidade? Podemos dizer que os desejos por pessoas do mesmo sexo, em geral, *não* são pecaminosos? Ou talvez o mais importante: como discernimos entre um desejo bom e um mau? É muito pesado ter que constantemente distinguir esses desejos? E, por fim, como nossos desejos são moldados pela Grande História de Deus?

Todos nós sentimos desejos. Essa pode ser uma das realidades mais íntimas e pessoais em nossa vida diária. Nossas conclusões sobre as questões acima são de grande importância e relevância para todo cristão. Portanto, vamos novamente olhar para as Escrituras em busca de respostas.

O QUE A PALAVRA DE DEUS DIZ SOBRE DESEJO

Em alguns sistemas religiosos, a ausência de desejo é o estado ideal da existência humana. No entanto, a Bíblia não comunica essa ideia. O desejo em si não é mau. Podemos encontrar vários exemplos de desejos bons nas Escrituras.

---

3 Wesley Hill, "Washed and still waiting: an evangelical approach to homosexuality", *Journal of the Evangelical Theological Society*, v. 59, n. 2 (junho de 2016), p. 331.
4 Nate Collins, *All but Invisible: Exploring Identity Questions at the Intersection of Faith, Gender, and Sexuality* (Grand Rapids: Zondervan, 2017), p. 149.

Para começar, Deus tem desejos, e todos os seus desejos de fato são bons. Deus declara: "Pois desejo misericórdia, não sacrifícios, e conhecimento de Deus em vez de holocaustos" (Os 6.6, NVI). Deus também "deseja que todos os homens sejam salvos e cheguem ao pleno conhecimento da verdade" (1Tm 2.4). Quando Jesus intercede pelos futuros crentes, ele diz: "Pai, meu desejo é que aqueles que me deste estejam comigo onde eu estiver" (Jo 17.24, A21). Os desejos de Deus são sempre bons, mas e os desejos humanos?

Não surpreende que homens e mulheres redimidos, criados à imagem de Deus, também tenham desejos corretamente ordenados. O salmista escreve: "Quem mais eu tenho no céu senão a ti? Eu te desejo mais que a qualquer coisa na terra" (Sl 73.25, NVT). Em Filipenses 1.23, Paulo considera ter "o desejo de partir e estar com Cristo, o que é incomparavelmente melhor". Ele acrescenta ainda: "o desejo de meu coração e minha oração a Deus é que o povo de Israel seja salvo" (Rm 10.1, NVT). Agostinho, em relação aos bons desejos, afirma que "toda a vida de um bom cristão é um desejo santo".[5]

No entanto, com mais frequência, o conceito sobre desejo é apresentado de forma negativa nas Escrituras. Em Gênesis 3.6, o desejo foi um aspecto-chave da Queda: "Vendo a mulher que a árvore era boa para se comer, agradável aos olhos e árvore desejável para dar entendimento, tomou-lhe do fruto e comeu".

Deus, em Êxodo 20.17, entrega o último dos Dez Mandamentos: "Não cobiçarás a casa do teu próximo. Não cobiçarás a mulher do teu próximo, nem o seu servo, nem a sua serva, nem o seu boi, nem o seu jumento, nem coisa alguma que pertença ao teu próximo".

A palavra hebraica *chamad*, traduzida nesse versículo como "cobiçar", também pode ser traduzida como "desejar". De forma semelhante, no Novo Testamento grego, as palavras *epithymeo* e *epithymia* podem

---

5 Agostinho de Hipona, *Tratado sobre o Evangelho de São João*, 4.6.

ser traduzidas como "cobiça" ou "luxúria", bem como "desejo". Na terminologia bíblica, luxúria e desejo não são categorias distintas. O desejo não se *transforma* em luxúria como muitos supõem erroneamente, mas o desejo mal orientado *é* luxúria.

Como, então, distinguimos entre os desejos certos e errados?

O SENTIDO FINAL DO DESEJO

O valor moral de qualquer desejo é determinado pelo fato de seu "sentido final" transgredir ou se conformar ao padrão de Deus. Na verdade, todo desejo é *teleológico*.[6] A palavra grega *telos* significa "sentido final, objetivo ou propósito". Logo, todo desejo tem um sentido final, um objetivo ou um propósito. Sem um sentido final, um desejo apenas não seria desejo.

Todo desejo é por alguma coisa — tangível ou intangível — e, além disso, tem um *propósito* ou *ação* em vista. Segundo o estudioso do Antigo Testamento, Brevard Childs, em hebraico, desejo é "uma emoção que geralmente leva a uma ação correspondente".[7] Para avaliarmos o desejo, precisamos discernir seu sentido final, propósito ou objetivo.

Em Gênesis 3, Adão e Eva desejaram comer o fruto da árvore do conhecimento do bem e do mal, uma ação claramente proibida por Deus. O que tornou seu desejo errado não foi o *objeto* (o fruto que, em si mesmo, era bom), mas a *ação pretendida* pelo seu desejo. Se o sentido final é pecaminoso, o desejo também é.

No Sermão do Monte, Jesus ensina que, se a ação pretendida é pecaminosa, o desejo também é: "Ouvistes que foi dito: Não adulterarás. Eu, porém, vos digo: qualquer que olhar para uma mulher com intenção impura, no coração, já adulterou com ela" (Mt 5.27-28).

---

6 James K. A. Smith, *Desiring the Kingdom: Worship, Worldview, and Cultural Formation* (Grand Rapids: Baker Academic, 2009), p. 52 [edição em português: *Desejando o Reino: Culto, Cosmovisão e Formação Cultural* (São Paulo: Vida Nova, 2019)].
7 Brevard S. Childs, *The Book of Exodus: A Critical, Theological Commentary* (Louisville: Westminster John Knox, 2004), p. 427.

Jesus conecta o *ato* sexual pecaminoso do sétimo mandamento ("Não adulterarás") ao *desejo* sexual pecaminoso do décimo mandamento ("Não cobiçarás a mulher do teu próximo").[8] Em outras palavras, é errado dizer que apenas o *ato* de sexo ilícito é pecado; o *desejo* por ele também é pecado.

Adultério e luxúria, de fato, não são exatamente a mesma coisa, assim como assassinato e ódio também não. Porém, o Filho de Deus está usando de um argumento provocativo: o pecado real não nasce da inocência. Jesus condena o desejo de pecar — que muitos, erroneamente, veem como inofensivo — como sendo tão pecaminoso quanto o ato flagrante. A única revolução sexual defendida por Jesus é uma que eleva o padrão da pureza sexual e alerta que o desejo sexual pecaminoso não é algo com o qual se deva brincar ou tratar com trivialidade.

Com clareza: o desejo sexual não é mau em si mesmo e pode ser bom. O fato é que tudo depende se seu *sentido final* está alinhado com a vontade de Deus. Por exemplo, no casamento celebrado em Cantares, a noiva exulta: "Eu sou do meu amado, e ele me deseja" (Ct 7.10, NVT). Esse deleite mútuo é abençoado e celebrado por Deus. No entanto, os desejos da noiva antes do casamento precisavam ser contidos, como ela mesma afirma: "Conjuro-vos, ó filhas de Jerusalém [...] que não acordeis, nem desperteis o amor, até que este o queira" (Ct 2.7; 3.5).

Então, o que tudo isso nos diz sobre o valor moral do desejo por pessoas do mesmo sexo? Ele é bom ou pecaminoso?

A MAIS COMUM DAS AFEIÇÕES

Primeiro, precisamos delinear diferentes tipos de desejo por pessoas do mesmo sexo. Como? Olhando para seu sentido final. O sentido final do desejo *sexual* por pessoas do mesmo sexo é a intimidade sexual entre

---

8 Denny Burk & Heath Lambert, *Transforming Homosexuality: What the Bible Says about Sexual Orientation and Change* (Phillipsburg: P&R, 2015), p. 44-45.

dois homens ou duas mulheres, o que é um comportamento pecaminoso. Se o sentido final está errado, o desejo também está errado. Portanto, *em si mesmo*, o desejo sexual por pessoas do mesmo sexo é pecaminoso.

No entanto, nem todo desejo por pessoas do mesmo sexo é sexual ou erótico. Existe também o desejo não erótico. É evidente que o anseio por formar vínculos profundos, não eróticos e *platônicos* de amizade com outras pessoas do mesmo sexo é abençoado por Deus. Contudo, não devemos comparar esses desejos platônicos a desejos relacionados à sexualidade. A realidade determinada por Deus é que todos desejem ter amizades saudáveis e não sexuais com pessoas do mesmo sexo.

Se um desejo puramente platônico pela amizade, intimidade, companheirismo e comunidade fosse parte da "orientação sexual" de alguém, *todos* seriam "gays". Confundir desejos platônicos com desejos sexuais obscurece os limites e, em última análise, torna sem sentido o conceito de atração por pessoas do mesmo sexo. Até o neurocientista gay Simon LeVay considera os desejos platônicos pela amizade como um critério pouco confiável de orientação sexual.[9]

Se a sexualidade incluísse os desejos platônicos, isso implicaria que indivíduos com atração por pessoas do mesmo sexo seriam, sem dúvida, *melhores* em fazer amigos do mesmo sexo do que os que têm atração por pessoas do sexo oposto. Definitivamente, isso não é verdade. Simplificando: os desejos platônicos pela amizade não são exclusivos nem mesmo mais fortes em pessoas com atração por pessoas do mesmo sexo. Essa afeição é comum a todos.

DESPERTANDO O ROMANCE

Outro erro comum é não reconhecer que alguns desejos por pessoas do mesmo sexo, embora não sejam sexuais, são *românticos*, e não

---

9   Simon LeVay, *Gay, Straight, and the Reason Why: The Science of Sexual Orientation*, 2ª ed. (Nova York: Oxford University Press, 2017), p. 2.

platônicos. Desejos românticos e desejos platônicos não são a mesma coisa. É crucial distingui-los, porque o sentido final do desejo romântico por pessoas do mesmo sexo não é a vontade de Deus.

O dicionário *Merriam-Webster* define "platônico" como "um relacionamento marcado pela ausência de romance ou sexo".[10] O *Oxford English Dictionary* [Dicionário Oxford de inglês] define "romance" como "ardor ou calor de sentimento em um caso de amor; amor, sobretudo de uma natureza idealizada ou sentimental".[11] Desejos românticos não sexuais são basicamente o anseio de nos tornarmos *um* com alguém que consideramos querido e de estarmos permanente e exclusivamente unidos a essa pessoa.

Quando essas afeições românticas são direcionadas a uma pessoa com a qual uma união bíblica de aliança não pode ocorrer — ainda que sejam sem erotismo —, são erradas. Romance e amor não são sinônimos. Apesar de a amizade, a família e o casamento serem todos contextos para se experimentar o amor, nenhum deles é melhor ou pior, maior ou menor que o outro. No entanto, as Escrituras se referem apenas ao casamento como um relacionamento em que se torna um. A amizade não foi feita para substituir o casamento.

Alguns argumentam que é um fardo insuportável para pessoas com atração pelo mesmo sexo terem de sempre distinguir quais desejos não sexuais são platônicos (permitidos) e quais são românticos (não permitidos). Contudo, identificar os desejos românticos não é tão difícil quanto fazem parecer. O romance está presente quando seu coração bate mais forte ao pensar na pessoa. Ao longo do dia, você pensa: "Será que ela está sentindo minha falta agora?". Seus pensamentos ficam fixos em planejar os detalhes do próximo evento juntos. Você fica com

---

10 *Merriam-Webster Online Dictionary*, 2015, s.v. "platonic".
11 *The Oxford English Dictionary*, 3ª ed. (Nova York: Oxford University Press, 2010), s.v. "romance".

ciúmes quando ela demonstra mais interesse em outra pessoa. Você se perde nos olhos dela. Seu toque faz você ficar arrepiado. Você a quer só para você. Você chora durante dias quando o relacionamento muda ou termina.

Cada desejo que temos deve ser colocado à prova. Qual é seu sentido final, objetivo ou propósito? Se você está casado de acordo com a Bíblia e seus desejos românticos são para o seu cônjuge, esses desejos são bons e abençoados. Se você está solteiro e tem desejos românticos por alguém do sexo oposto que é um potencial cônjuge em um casamento bíblico, esses desejos românticos são permitidos. Todos os outros desejos românticos são impróprios, e não devemos permitir que cresçam e floresçam. Isso se aplica a todos: homens ou mulheres, com atração pelo sexo oposto ou pelo mesmo sexo.

Muitas pessoas sentem grande dor quando, ingenuamente, permitem que seu coração se abra para desejos românticos sem ter em vista um fim que honre a Deus. Infelizmente, esses desejos podem com facilidade levá-las a comportamentos pecaminosos e, em última instância, afastá-las de Cristo. John Piper sabiamente observa que "o cristianismo é uma guerra. É uma declaração de combate total contra nossos próprios impulsos pecaminosos".[12] Essa verdade se aplica a todo crente, sobretudo ao indivíduo que está vivendo um romance com alguém do mesmo sexo.

O que pode parecer uma simples confusão ou convergência de desejos pode levar ao pecado. O desejo romântico por pessoas do mesmo sexo não é inofensivo ou inocente. Muitos indivíduos com atração por pessoas do mesmo sexo permitiram que sua paixão romântica e seus desejos românticos por seus amigos do mesmo sexo crescessem e se

---

12 John Piper, *When I Don't Desire God: How to Fight for Joy* (Wheaton: Crossway, 2004), p. 103 [edição em português: *Quando Eu não Desejo Deus*, 2ª ed. (São Paulo: Cultura Cristã, 2019)].

intensificassem sem controle. Esse descuido e falta de vigilância levaram a coisas nada saudáveis, como codependência, idolatria relacional, fantasias pecaminosas, imoralidade sexual, sofrimento emocional intenso, desilusões unilaterais, depressão severa e até mesmo suicídio.

Isso pode parecer muita restrição aos desejos, isto é, que desejos românticos e eróticos por pessoas do mesmo sexo não devam ser celebrados, mas contidos. Será que isso significa uma vida de isolamento e solidão para o indivíduo com atração por outros do mesmo sexo, um medo constante de que amizades comuns possam se tornar românticas? Como cristãos, embora vigiemos contra desejos sexuais e românticos pecaminosos, somos chamados a fortalecer e a aprofundar os laços de intimidade relacional dentro do contexto da família de Deus, a igreja.

A igreja é a verdadeira e eterna família em que relacionamentos reais, duradouros e genuínos devem florescer e crescer (falarei mais sobre esse conceito de família espiritual em um dos capítulos seguintes). Fujamos, porém, de desejos que nos afastam de Deus e busquemos, com todo o coração, a Cristo e sua noiva com um grande desejo de aprofundar a intimidade fraternal e platônica dentro da família de Deus.

Alguns acreditam, ainda assim, que desejos românticos entre pessoas do mesmo sexo não são pecaminosos, pois os desejos românticos entre pessoas do sexo oposto são permitidos. Entretanto, esses dois cenários não são análogos. Para duas pessoas solteiras do sexo oposto, um relacionamento romântico com cuidadosa contenção pode culminar em uma união abençoada por Deus. Já um relacionamento romântico entre pessoas do mesmo sexo nunca culminará em uma união abençoada por Deus.

Uma analogia mais apropriada seria um homem casado em um relacionamento romântico com uma mulher que não é sua esposa. Independente de *não* haver relação sexual, o romance deles é pecaminoso. E, alinhado com as palavras de Jesus em Mateus 5.27-28, se tanto o sentido final (ação) quanto a luxúria (desejo) estão errados, todo o resto está errado também (incluindo o romance). Não se deve brincar com os desejos românticos por pessoas do mesmo sexo, e sim resistir a eles e mortificá-los.

Na verdade, *todo* cristão — seja ele atraído pelo sexo oposto ou pelo mesmo sexo — deve, contínua e cuidadosamente, avaliar e analisar seus desejos pessoais. A vigilância é um sinal de maturidade espiritual. Um ato pecaminoso nunca vem do nada, mas nasce nas frestas de nosso coração e mente, o canteiro de nossos desejos. Devemos reconhecer em diligência as intenções e os limites de nossos desejos, a fim de que saibamos quais podemos abraçar (como os desejos platônicos entre pessoas do mesmo sexo) e a quais devemos resistir (como os desejos românticos e eróticos).

A expressão sexual deve ser avaliada pelo padrão da santidade, um critério que não é baseado no paradigma heterossexual *versus* homossexual. Da mesma forma, a sexualidade santa (fidelidade no casamento e castidade na solteirice) é o único fim correto do desejo.

9

"ORIENTAÇÃO SEXUAL"

ACEITAÇÃO CEGA OU AVALIAÇÃO CRÍTICA?

Algo em falta hoje é um robusto debate teológico sobre orientação sexual. Esse termo amplamente utilizado, que alguns acreditam descrever não apenas *como* somos, mas também *quem* somos, requer, sem dúvida, uma análise e avaliação mais profunda. Devemos apenas aceitar "orientação sexual" como uma realidade, como a única terminologia para descrever atrações duradouras por pessoas do mesmo sexo? Ou devemos dar um passo atrás e avaliar criticamente essa ideia à luz da Grande História de Deus (Criação, Queda, Redenção e Consumação)?

O conceito moderno de orientação sexual se originou na psicologia, e, na maioria das vezes, debates cristãos são construídos mais em torno dessa estrutura científica social do que em torno de uma estrutura bíblica. Essa noção está enraizada em uma compreensão secular da antropologia, que rejeita — ou, pelo menos, diminui — a realidade do pecado original.¹ No mundo contemporâneo, com infinitas nuances de cinza, a ambiguidade negligente em relação à sexualidade bíblica é, em essência, um flerte com a heresia.

A ideia, por exemplo, de que a orientação homossexual é apenas uma deficiência (isto é, uma consequência natural da Queda, como a surdez), e não uma consequência moral, está perigosamente próxima ao pelagianismo, uma negação do pecado original. Uma doença ou deficiência natural não tem correlação *direta* com o comportamento pecaminoso; já a orientação sexual homossexual tem. Lembre-se de que a doutrina do pecado original é um aspecto-chave para entendermos a expressão sexual, os desejos e as tentações por pessoas do mesmo sexo.

Ativistas gays, com desleixo, descartam a Bíblia, presumindo que a Palavra de Deus não tem nada a dizer sobre "orientação sexual".² Afinal, para eles, esse termo ou conceito não aparece em nenhum lugar nas páginas da Bíblia. Esse entendimento rígido e limitado não nos permitiria desenvolver nenhuma ética ou teologia bíblica para os dias de hoje. Só porque um termo ou conceito não é encontrado nas Escrituras, isso não significa que a Bíblia não tenha nada a dizer sobre o assunto.

Nossa solução começa ao olharmos para as Escrituras com um foco na Criação, Queda, Redenção e Consumação — assim como fizemos com a sexualidade santa. As categorias seculares nem sempre se encaixam nas categorias bíblicas. Muitas vezes não há um paradigma exatamente equivalente, o que exige de nós uma avaliação da categoria usada e a consideração de uma recategorização. Se formos capazes de

---

1 Para uma avaliação crítica sobre o conceito de orientação sexual, veja Rosaria Champagne Butterfield, *Openness Unhindered: Further Thoughts of an Unlikely Convert on Sexual Identity and Union with Christ* (Pittsburgh: Crown & Covenant, 2015), p. 93-112 [edição em português: *Pensamentos Secretos de uma Convertida Improvável* (Brasília: Monergismo, 2017)].
2 James V. Brownson, *Bible, Gender, Sexuality: Reframing the Church's Debate on Same-Sex Relationships* (Grand Rapids: Eerdmans, 2013), p. 170; Matthew Vines, *God and the Gay Christian: The Biblical Case in Support of Same-Sex Relationships* (Nova York: Convergent Books, 2014), p. 106.

reformular uma ideia em torno de uma estrutura bíblica, na maioria das vezes, isso nos trará mais clareza e dissipará a confusão.

Para começar, devemos definir *orientação sexual*. Esse passo crucial costuma ser negligenciado, mas, sem ele, não pode haver um diálogo construtivo. Muitos falam sobre orientação sexual, porém poucos conseguem explicar exatamente o que ela é. A Associação Americana de Psicologia (APA) fornece esta explicação:

> Orientação sexual se refere a um padrão persistente de atrações emocionais, românticas ou sexuais por homens, mulheres ou ambos os sexos. Orientação sexual também se refere ao senso de identidade de uma pessoa baseado nessas atrações, comportamentos relacionados e pertencimento a uma comunidade de pessoas que compartilham dessas atrações.[3]

É quase impossível dissociar orientação sexual de identidade pessoal. A definição da APA claramente conecta as duas. Nos capítulos anteriores, já expusemos os problemas de unir sexualidade com identidade e o erro de transformar desejos naquilo que somos.

A partir da definição acima, também vemos que orientação tem um aspecto sociológico. Ou seja, identificar-se como um "cristão gay" implica que a pessoa se identifica com a comunidade gay com a mesma intensidade — senão com maior intensidade — com que se relaciona com a comunidade cristã. Será que o corpo de Cristo deveria ser colocado no mesmo nível de qualquer classificação demográfica? Essa é uma das razões pelas quais nunca me identifico como cristão chinês nem mesmo como cristão homem.

---

3 American Psychological Association, *Answers to Your Questions: For a Better Understanding of Sexual Orientation and Homosexuality* (Washington: APA, 2008), p. 1.

A definição anterior também descreve *orientação* como um "padrão persistente" de atrações. Embora as atrações façam parte dessa definição, não devemos confundir orientação com elas. O termo "persistente" comunica a ideia de que esses desejos são constantes e não desaparecem com facilidade. Para a APA, essas atrações, na maioria das vezes, não são uma escolha.[4] Mas o que exatamente significa "padrão"? Vamos analisar outras definições a fim de obter mais clareza.

Em 2006, vários ativistas internacionais de direitos humanos criaram os Princípios de Yogyakarta, que definiram "orientação sexual" como a "capacidade para uma profunda atração emocional, afetiva e sexual".[5] Em seu livro *Gay, Straight, and the Reason Why: The Science of Sexual Orientation* [Gay, hétero e por quê: a ciência da orientação sexual], Simon LeVay define "orientação sexual" como "a característica que nos predispõe a experimentar atração sexual".[6]

Além dos aspectos ontológicos (identidade) e sociológicos (comunidade), o termo "orientação sexual" parece transmitir uma ideia de capacidade ou predisposição para o desejo sexual que é persistente e involuntária. Com esse entendimento, será que alguma categoria bíblica aborda esse conceito?

UM PARADIGMA BÍBLICO DE ORIENTAÇÃO

Em vez de distinguir entre desejos por pessoas do sexo oposto e pessoas do mesmo sexo, usemos as categorias bíblicas de desejos bons e desejos pecaminosos. Os desejos sexuais bons são aqueles cuja finalidade

---

4 Ibid., p. 2.
5 "The yogyakarta principles: principles on the application of international human rights law in relation to sexual orientation and gender identity" (março de 2007), p. 6. Disponível em: http://yogyakartaprinciples.org/wp-content/uploads/2016/08/principles_en.pdf. Acesso em 29 de nov. de 2024.
6 Simon LeVay, *Gay, Straight, and the Reason Why: The Science of Sexual Orientation*, 2ª ed. (Nova York: Oxford University Press, 2017), p. 1.

é o casamento bíblico. Os desejos sexuais pecaminosos são aqueles cujo finalidade está fora do contexto do casamento bíblico.

Existe algum conceito bíblico para abordar a capacidade ou predisposição para desejos pecaminosos persistentes e involuntários? Eu acredito que sim. É conhecido como "natureza pecaminosa" — em outras palavras, uma orientação pecaminosa.

Algumas traduções do Novo Testamento substituem a palavra grega *sarx* por "natureza pecaminosa", enquanto outras a traduzem literalmente como "carne". O termo *sarx* é um conceito importante e particular na teologia paulina. Segundo o especialista em Paulo, Douglas Moo, principalmente nos escritos de Paulo — como o livro de Romanos e Gálatas —, o termo *sarx* indica "as limitações da condição humana impostas pelo pecado".[7]

Paulo, em Gálatas 5.16-17, esclarece que a carne luta contra o Espírito, e o Espírito, contra a carne. Essa tensão dicotômica não sugere a existência de naturezas divididas dentro de nós, guerreando uma contra a outra, e sim que *sarx* se refere à pessoa como um *todo*, marcada pela rebelião (a "corruptibilidade e mortalidade") desta era presente e má.[8]

Isso é reflexo da realidade redentivo-histórica entre o velho eu, caracterizado pela carne, e o novo eu, caracterizado pelo Espírito Santo de Deus. Essa tensão entre carne e Espírito é uma evidência da sobreposição entre a presente era maligna e a era vindoura. A carne representa essa era perversa e nossa posição debaixo do domínio do pecado e da morte. O Espírito representa a era vindoura e a liberdade do poder do pecado e da lei.[9] Nessa sobreposição, aspectos de ambas as eras coexistem.

---

7 Douglas J. Moo, *Galatians* (Grand Rapids: Baker Academic, 2013), p. 344.
8 N. T. Wright, *Paul for Everyone: Romans, Part 1* (Louisville: Westminster John Knox, 2004), p. 140 [edição em português: *Paulo para Todos: Romanos 1–8, Parte 1* (São Paulo: Thomas Nelson, 2021)].
9 Thomas R. Schreiner, *Paul, Apostle of God's Glory in Christ: A Pauline Theology* (Downers Grove: IVP Academic, 2001), p. 143 [edição em português: *Teologia de Paulo: O Apóstolo da Glória de Deus em Cristo* (São Paulo: Vida Nova, 2015)].

O fato é que a "presente era perversa" (Gl 1.4, NVI) não passou, e as implicações do pecado e do "velho homem" ainda persistem. Como crentes redimidos, embora sejamos renovados e transformados dia após dia, convivemos com os vestígios do nosso velho eu e com nossa imagem distorcida após a Queda. É por isso que devemos ser vigilantes diante das tentações. Ao contrário de Jesus, que não tinha uma natureza pecaminosa, temos uma "pista de aterrissagem" para essas tentações, as quais rapidamente podem se transformar em desejos pecaminosos.[10]

Uma batalha espiritual está acontecendo "entre o Espírito de Deus e o impulso para o pecado".[11] Esse impulso não escraviza mais o crente, mas ainda pode ter influência sobre ele. Portanto, enfrentamos uma luta diária. Em Romanos 8.13, Paulo nos exorta: "Se viverdes segundo a carne, caminhais para a morte; mas, se, pelo Espírito, mortificardes os feitos do corpo, certamente, vivereis".

A obra salvífica de Cristo, de fato, inaugurou uma nova era, mas essa nova era não está consumada em sua plenitude. Isso é o que os teólogos chamam de "já, mas ainda não". Fomos libertos, mas devemos continuar perseverantes na batalha, até que o dia final e glorioso chegue. O que tudo isso significa para nós que temos uma predisposição para desejos sexuais e românticos por pessoas do mesmo sexo? Há algumas coisas a destacar.

VIVER NO "JÁ, MAS AINDA NÃO"

Para o cristão, uma predisposição não significa uma predeterminação inescapável. Em Romanos 6.6-7, de acordo com Paulo, no momento da regeneração, o indivíduo é libertado da escravidão do pecado e da natureza humana caída: "Foi crucificado com ele o nosso velho homem,

---

10 Denny Burk & Heath Lambert, *Transforming Homosexuality: What the Bible Says about Sexual Orientation and Change* (Phillipsburg: P&R, 2015), p. 50.
11 Douglas J. Moo, *Galatians*, p. 354.

para que o corpo do pecado seja destruído, e não sirvamos o pecado como escravos; porquanto quem morreu está justificado do pecado".

A liberdade do domínio do pecado não implica em uma liberdade de todo pecado ou uma ausência completa de tentações, mas é uma ruptura decisiva com o pecado e uma mudança qualitativa, na qual nossa mente se torna menos obscura e nossa vontade, menos rebelde. Essa nova vida é a obra soberana de Deus.

O Espírito Santo é a causa divina do nosso novo nascimento (Jo 3.5-6). Essa liberdade do pecado é um ato da graça de Deus: "Porque o pecado não terá domínio sobre vós; pois não estais debaixo da lei, e sim da graça" (Rm 6.14). Para John Piper, "graça não é uma simples clemência para quando pecamos. Graça é o dom capacitador de Deus para não pecarmos. Graça é poder, não apenas perdão".[12]

Devemos ainda nos lembrar de nossa necessidade de evitar extremos. Em um extremo, não devemos tornar barata a graça de Deus e aceitar a permanência no pecado, pois "o amor cobre multidão de pecados" (1Pe 4.8). Essa seria uma distorção. Paulo fala diretamente sobre isso: "Que diremos, pois? Permaneceremos no pecado, para que seja a graça mais abundante? De modo nenhum! Como viveremos ainda no pecado, nós os que para ele morremos?" (Rm 6.1-2).

Porém, em outro extremo, alguns que têm tentações sexuais por pessoas do mesmo sexo ficam sobrecarregados de vergonha e culpa, pois sentem não serem dignos da graça de Deus. Eles se arrependeram e não permanecem no pecado. Para eles, porém, essa luta é um pecado imperdoável. Ao reconhecer que o problema é a nossa carne, nossa natureza humana caída, podemos perceber diariamente que, na verdade, não somos muito diferentes de qualquer outra pessoa. No fundo, tudo se

---

12 John Piper, *The Pleasures of God: Meditations on God's Delight in Being God*, ed. rev. (Colorado Springs: Multnomah, 2000), p. 244 [edição em português: *Os Prazeres de Deus* (São Paulo: Vida Nova, 2023)].

resume ao pecado original. Cada pessoa foi corrompida pela consequência moral da Queda. A forma exata da tentação pode ser diferente, mas a causa original ainda é a mesma. O problema não é sermos tentados, mas como respondemos à tentação.

O consolo vem do fato de sabermos que não estamos sozinhos. Devemos ser honestos e transparentes com pessoas de confiança sobre nossas lutas contra tentações não escolhidas e, muitas vezes, persistentes. No entanto, segregarmo-nos ainda mais entre cristãos heterossexuais e cristãos gays dá a falsa impressão de que somos fundamentalmente diferentes no cerne do nosso ser. Precisamos de mais unidade, não menos. A segregação em razão da "orientação" é, em essência, uma forma de *apartheid* afetivo.

Em vez disso, encontremos solidariedade no fato de que todos nós sofremos com o pecado original — a consequência moral da Queda — e de que precisamos da graça. Juntos, lembramo-nos uns aos outros de nossa extrema necessidade da única solução para nossa natureza pecaminosa: Cristo e seu Corpo, a Igreja.

10
A ALIANÇA BÍBLICA DO CASAMENTO

MAIS DO QUE COMPANHEIRISMO

Firmei o princípio de nunca viajar sozinho. Graças a Deus, minha mãe se comprometeu a viajar comigo para onde eu fosse, como minha guerreira de oração e a pessoa a quem presto contas quando estou fora. Em uma sexta-feira de abril de 2008, ela viajava comigo quando ocorreu uma situação que poderia ter sido desastrosa.

Estávamos em um voo partindo de Chicago, com destino a Louisiana. No dia seguinte, eu oficiaria o casamento de meus bons amigos Ryan e Hannah. Quando fizemos o check-in, a atendente deu à minha mãe o cartão de embarque, mas disse que eu receberia o meu no portão. Estranho. Porém, ela me assegurou de que eu tinha um lugar para o voo até Baton Rouge.

Quando cheguei ao portão, perguntei à atendente sobre meu cartão de embarque. Em resposta, ela me pediu para esperar pacientemente até meu nome ser chamado. Esperamos no portão por cerca de meia hora, até começar o embarque no avião. Quando perguntei novamente sobre meu cartão de embarque, a resposta foi mais uma vez que eu devia esperar. A atendente, com gentileza, disse à minha mãe para embarcar.

Pouco depois de minha mãe embarcar, ela fechou a porta da ponte de embarque. Eu voo há tempo suficiente para saber que, quando a porta da ponte de embarque é fechada, ela *não* se abre para mais passageiros. Corri até a atendente e expliquei minha necessidade de embarcar naquele voo. Ela pediu desculpas e respondeu que havia uma restrição de peso, de maneira que ninguém mais poderia embarcar no avião. Ela prosseguiu com toda calma e sugeriu me realocar para o próximo voo, no dia seguinte.

Entrei em pânico e respondi que, se soubesse o que estava acontecendo, teria trocado de lugar com minha mãe, pois ela poderia voar no dia seguinte. Eu, contudo, *precisava* embarcar naquele voo. Acrescentei que casaria uma pessoa e, se não entrasse no avião, perderia o casamento. Para minha surpresa, ela me disse para esperar e correu até a ponte de embarque. Ofegante, ela me pediu para acompanhá-la rapidamente.

No avião, pedi para minha mãe se levantar, pois tínhamos de trocar de lugar. A atendente logo colocou a mão no ombro de minha mãe para mantê-la onde estava e, então, olhou para mim e disse: "De jeito nenhum vou deixar sua mãe perder seu casamento!"

Minha mãe e eu, depois que estávamos voando, demos boas risadas. Acabou sendo uma ótima história para contar como parte do meu sermão de casamento. Por um momento em minha vida, experimentei o que é ser um noivo — pelo menos, aos olhos de uma pessoa!

Esse acontecimento me fez refletir. Se a verdade sobre meu estado civil fosse conhecida e não houvesse um casamento em Louisiana, será que eu teria recebido uma reação tão extraordinária por parte da atendente, a ponto de quebrar as regras? Será que sua decisão imediata de mover céus e terra para minha mãe e eu — o que muito apreciei — reflete o grau de sentimentalismo que colocamos no casamento e na cerimônia e quão pouco valor damos à solteirice?

Jim Elliot, missionário martirizado pela tribo indígena Auca, tinha aversão à pompa e à extravagância dos casamentos. Quando jovem solteiro, escreveu: "Os casamentos cristãos do século 20 são vazios e sem sentido". E completou: "Há algo em mim que resiste à parte ostentosa dos casamentos".[1] Como esperado, Jim e sua esposa, Elisabeth, se casaram "sem alarde" em uma simples cerimônia de união civil de dez minutos em Quito, no Equador, com quatro amigos presentes.

Embora não compartilhe o mesmo desdém por casamentos que Jim Elliot, questiono a extravagância inerente em muitos deles. Será que tudo isso é de fato necessário e honra a Deus? Será que Deus deseja mesmo que os casamentos fossem *apenas* sobre a noiva em seu "dia especial", enquanto simplesmente o deixamos em segundo plano? Não é de surpreender a dedicação de dezenas de milhares de dólares e incontáveis semanas e meses de planejamento à ocasião.

O casamento, sem dúvida, é um dos pactos mais importantes entre duas pessoas. Ninguém deve tratá-lo de maneira leviana. Contudo, o objetivo de Deus não era sentimentalizar o casamento. Romantizar em excesso essa união santa nos coloca em risco de idolatrá-la.

Há um contraste muito marcante entre as reações gerais ao casamento e à solteirice. Quando ficamos sabendo que um amigo está namorando, exclamamos: "Estou tão feliz por você! Será que essa é *a pessoa certa*?". Por outro lado, quando uma pessoa solteira diz a seu pastor que talvez tenha sido chamada à solteirice, a resposta do pastor é de séria preocupação: "É melhor você orar e jejuar sobre isso. A solteirice não é fácil". Eu me pergunto se deveríamos inverter nossa reação. Isso poderia resultar em menos casamentos "cristãos" terminando em divórcio.

---

1 Elisabeth Elliot, *Shadow of the Almighty: The Life and Testament of Jim Elliot* (Peabody: Hendrickson, 2008), p. 290-91.

Nos capítulos anteriores, debatemos sobre identidade, imagem de Deus, pecado, sexo, tentações, desejo e natureza pecaminosa. Agora, precisamos aprofundar o conceito de sexualidade santa: fidelidade no casamento e castidade na solteirice. Muitos evangélicos são veementes em defender a santidade do casamento, mas poucos conseguem articular uma robusta teologia acerca dele.

Os capítulos 10 e 11 fornecem uma visão bíblica e teológica do casamento. Já os capítulos 12 e 13 farão o mesmo em relação à solteirice.

O CASAMENTO COMO UM ÍDOLO

De 1987 a 1997, a série *Um Amor de Família* foi exibida na televisão. Era um programa popular sobre a família Bundy. O marido, Al, sua esposa, Peggy, e seus dois filhos eram rudes e grosseiros — o oposto das famílias gentis e educadas das *sitcoms* dos anos 1980 e 1990. O quarteto desagradável representava tudo o que a família e o casamento *não* deveriam ser. A verdade é que, se soubermos claramente o que o casamento *não deve* ser, será mais fácil entender o que ele *deve* ser.

O casamento é, sem dúvida, um tema importante na Bíblia. Quase todos os livros bíblicos o mencionam, com bons e maus exemplos. A história de Deus começa com Adão e Eva, avança para Abraão e Sara, Isaque e Rebeca e assim por diante. Deste lado da glória, o casamento é apresentado como o relacionamento física e emocionalmente mais íntimo de todos. É a união em que dois seres humanos, homem e mulher, passam a ser um. Isso certamente é algo bom.

Alguns exemplos bíblicos de casamento são metafóricos. No Antigo Testamento, Yahweh é o esposo fiel que faz um pacto com sua noiva, Israel. Ele continua sendo fiel a ela, mesmo quando ela era infiel a ele, como uma adúltera que se voltava para outros deuses (Is 54.5; Jr 3.20; 31.32; Ez 16.8; Os 2.16, 19-20). No Novo Testamento, Jesus é o noivo que prepara sua noiva, a Igreja, para o glorioso banquete de casamento do Cordeiro (Ef 5.25, 32; Ap 19.7).

As Escrituras, em unanimidade, oferecem testemunho sobre o valor da união matrimonial entre marido e esposa. O casamento, de acordo com o padrão da Bíblia, é bom. No entanto, em nossa veemente defesa do valor do casamento bíblico, talvez o tenhamos transformado em um ídolo. Posso ouvir alguns de vocês protestando: "O quê? Como o casamento pode ser um ídolo?". Permita-me explicar. A forma mais enganosa de idolatria se dá quando adoramos algo bom. Coisas boas não foram feitas para serem adoradas.

A idolatria ocorre quando adoramos o presente, e não quem presenteia; a bênção, não quem abençoa. Tim Keller define ídolo como "qualquer coisa mais importante para você do que Deus, qualquer coisa que absorva seu coração e imaginação mais do que Deus, qualquer coisa de quem você busca receber aquilo que somente Deus pode dar".[2]

Você busca receber do casamento algo que só Deus pode lhe dar? O casamento se tornou mais importante do que Deus? Tornamos o casamento um fim em si mesmo? Em *Marriage: Sex in the Service of God* [Casamento: sexo a serviço de Deus], o estudioso britânico Christopher Ash explica: "Quando o relacionamento do casal é considerado como um fim em si mesmo, ele se torna um ídolo".[3]

De muitas maneiras, a tendência americana de idolatrar o casamento levou a um momento decisivo em 26 de junho de 2015. Em uma decisão altamente controversa de 5 a 4 (o caso Obergefell *versus* Hodges), a Suprema Corte dos Estados Unidos legalizou o casamento entre pessoas do mesmo sexo em todos os 50 estados. A decisão não só redefiniu o

---

2 Timothy Keller, *Counterfeit Gods: The Empty Promises of Money, Sex, and Power, and the Only Hope that Matters* (Nova York: Penguin, 2016), p. xix [edição em português: *Deuses Falsos: As Promessas Vazias do Dinheiro, Sexo e Poder, e a Única Esperança que Realmente Importa* (São Paulo: Vida Nova, 2018)].
3 Christopher Ash, *Marriage: Sex in the Service of God* (Vancouver: Regent College Publishing, 2003), p. 127.

casamento, mas também ratificou legalmente a falsidade de que o casamento é o auge do amor. O último parágrafo da opinião da maioria, escrita pelo juiz Kennedy, afirma: "Nenhuma união é mais profunda do que o casamento, pois ele incorpora os mais elevados ideais de amor, fidelidade, devoção, sacrifício e família".[4]

Respeitosamente — mas resolutamente — discordo.

O casamento pode ser uma expressão de amor, mas não é o mais elevado ideal de amor. *Deus* o é. De fato, as Escrituras nos dizem que "Deus é amor" (1Jo 4.8). Em toda a história humana registrada, nenhuma outra religião ou livro sagrado jamais afirmou isso sobre seu deus. Somente a Bíblia afirma explícita, coerente e audaciosamente que o Deus de quem fala *é* amor. Outras religiões podem afirmar que seu deus ou deuses podem ser amorosos. No entanto, o amor é uma realidade ontológica de nosso Deus. Compreender esse ponto é fundamental para distinguir o cristianismo de outras religiões e cosmovisões.

Deixe-me explicar ainda mais como as afirmações do juiz Kennedy são insustentáveis quando comparadas à verdade bíblica. O casamento pode ser uma expressão de *fidelidade*, mas não é o mais alto ideal de fidelidade. *Deus* o é. Ninguém é mais fiel do que Deus. O casamento pode ser uma expressão de *devoção*, mas ninguém é mais devotado do que o próprio Deus. O casamento pode ser uma expressão de *sacrifício*, mas nenhum sacrifício é maior do que o daquele que deu sua vida por nós! O casamento pode ser o início da *família*, mas a única família verdadeira e duradoura é a família de Deus, o corpo de Cristo.

O casamento nunca teve o monopólio do amor. A maior expressão de amor se deu quando Deus Pai enviou seu Filho unigênito para morrer por nós. O auge do amor é o amor de Deus por nós em Cristo. Nada é maior do que isso!

---

4 Obergefell vs. Hodges, 576 U.S. 772 F. 3d 388 (2015).

O casamento deve nos trazer alegria e contentamento? Com certeza! Mas nossa alegria e contentamento máximo devem estar somente em Deus — quer sejamos casados, quer solteiros. Davi exclama a Deus: "O teu amor é melhor do que a vida!" (Sl 63.3, NVI). Nosso principal objetivo na vida não é o casamento, mas Jesus Cristo. E amá-lo mais do que a própria vida é a melhor maneira de nos prepararmos para o casamento — ou para qualquer outro relacionamento. Cristo não morreu para que pudéssemos nos casar. Cristo morreu para que tivéssemos a ele.

O CASAMENTO NÃO É A CURA DA SOLIDÃO

O juiz Kennedy resume o grito de guerra dos casais do mesmo sexo: "A esperança deles é não serem condenados a viver na solidão, excluídos de uma das instituições mais antigas da civilização".[5] Essa visão é defendida não só pelos juízes da Suprema Corte, mas por muitas outras pessoas. A questão é: o casamento é *a* cura para a solidão? Muitos cristãos diriam que sim e até citariam as Escrituras para respaldar esse mal-entendido.

No segundo capítulo de Gênesis, após as repetidas declarações de Deus sobre sua criação ser "boa", vem uma declaração surpreendente de algo *não* ser bom: "Não é bom que o homem esteja só" (Gn 2.18). O nítido contraste entre o "bom" de Gênesis 1 e o "não bom" de Gênesis 2 não é algo que esperávamos no jardim perfeito de Deus. Evidentemente, algo mais era necessário para que a situação do homem se tornasse boa.

Devemos notar que Adão nunca fez menção de estar sozinho nem reclamou de solidão. Deus não consultou nosso antigo progenitor sobre seus sentimentos antes de fazer essa avaliação. O Criador observou, avaliou e, em seguida, corrigiu a situação, criando a mulher.[6] Com Eva ao seu lado, Adão não estava mais sozinho. Sua situação não era mais "não boa".

---

5 Ibid.
6 Victor P. Hamilton, *The Book of Genesis: Chapters 1–17* (Grand Rapids: Eerdmans, 1990), p. 175.

Devemos, então, considerar: o que exatamente não era bom? Christopher Ash explica a importância de tal questão: "Se pudermos discernir o que era 'não bom' [...] entenderemos o tom teológico do verdadeiro 'bom' do casamento".[7]

"A razão do casamento", escreve o escritor e conselheiro Jay E. Adams, "é *resolver o problema da solidão.* [...] *O companheirismo*, portanto, é a essência do casamento".[8] Para o conselheiro cristão M. Blaine Smith, "somente uma razão é mencionada para o fato de Deus trazer Eva para a vida de Adão: o fato de Adão precisar de companheirismo. [...] Deus considera que outros serão levados por sua própria necessidade de companheirismo a buscar um cônjuge".[9]

O companheirismo, sem dúvida, é um aspecto importante da união matrimonial. Por exemplo, muitas viúvas experimentam um intenso luto após a morte de seu querido cônjuge. Assim como o nosso Deus triúno, somos seres relacionais. Um cônjuge oferece companheirismo. Sem dúvida, o casamento é uma forma que Deus provê para atender a essa necessidade.

Devemos, no entanto, ser cuidadosos para não reduzir o casamento a um mero companheirismo. Se a única função do casamento é atender nossa necessidade humana de companheirismo, isso eleva as necessidades individuais acima de tudo. Na vida de um pecador, isso pode gerar egocentrismo, narcisismo e egoísmo, traços pessoais que nunca devem ser a base de um casamento.

Embora a intimidade conjugal "possa ser uma das maneiras pelas quais Deus remedia a solidão humana, a Bíblia não ensina que ela é a

---

7 Ash, *Marriage*, p. 115.
8 Jay E. Adams, *Marriage, Divorce, and Remarriage in the Bible: A Fresh Look at What Scripture Teaches* (Grand Rapids: Zondervan, 1980), p. 8 (itálico original) [edição em português: *Casamento, Divórcio e Novo Casamento* (São Paulo: Shedd, 1990)].
9 M. Blaine Smith, *Should I Get Married?*, ed. rev. (Downers Grove: InterVarsity, 2000), p. 22.

única — nem mesmo a principal — solução".[10] O companheirismo não pode ser *a* essência do casamento. Isso elevaria o casamento à posição de um antídoto mágico para a solidão. Porém, provavelmente, todos nós conhecemos alguém casado que continua miseravelmente solitário!

Se o casamento fosse necessário para o companheirismo, a solteirice implicaria na falta dele, e a incapacidade de se casar significaria uma vida condenada à solidão. Essa visão distorcida levou um número crescente de cristãos "progressistas" a abraçarem o casamento entre pessoas do mesmo sexo. Seu raciocínio geralmente é o seguinte: impor a solteirice e não permitir que alguém se case é cruel e injusto.[11] Para Paul Avis, um ecumênico anglicano, o casamento entre pessoas do mesmo sexo é "o menor entre dois males, sendo o mal maior o celibato forçado e a solidão que o acompanha".[12]

Muitos cristãos compram essa lógica equivocada de que, como Gênesis 2.18 afirma que estar sozinho "não é bom", a solteirice deve ser algo ruim. Jay E. Adams escreveu que "a avaliação fundamental de Deus sobre a vida de solteiro é que ela 'não é boa'".[13] Eu me pergunto se o apóstolo Paulo concordaria com esse veredito. Será que as crianças e os adolescentes que são muito jovens para se casar "não são bons"? E não nos esqueçamos de que nosso Senhor Jesus Cristo, quando esteve na terra, também era solteiro. Ousaríamos dizer que era "não bom" para ele ser solteiro?

Como você pode ver, confundir solteirice com solidão, sem dúvida, leva a uma cristologia distorcida. A visão de que a solteirice é ruim e o casamento é bom surge da conclusão errada de que a única forma ideal

---

10 Ash, *Marriage*, p. 119.
11 Matthew Vines, *God and the Gay Christian: The Biblical Case in Support of Same-Sex Relationships* (Nova York: Convergent Books, 2014), p. 47.
12 Paul Avis, *Eros and the Sacred* (Nova York: Morehouse, 1989), p. 147.
13 Adams, *Marriage, Divorce, and Remarriage in the Bible*, p. 8 (itálico original).

de companhia é o casamento. Logo, nenhum casamento deveria envolver solidão.

Devemos afirmar que solteirice não equivale a solidão. Estar sozinho também não equivale a ser solitário. Sendo extrovertido, aprendi a valorizar meus momentos de solitude. Alguns introvertidos planejam férias sozinhos com um bom livro. Estar sozinho não significa necessariamente solidão. Por outro lado, até mesmo pessoas casadas lutam contra a solidão.

Todos nós desejamos companheirismo. Esse desejo não é cumprido no casamento nem mesmo em amizades íntimas. Um amigo solteiro lutando contra a solidão não deve ser empurrado para o falso ideal de que o casamento é uma panaceia. Devemos primeiro mostrar-lhe a intimidade mais profunda com Deus, a suficiência de Cristo e a comunhão da igreja.[14] Cônjuges e amigos jamais devem carregar o fardo exclusivo de atender a todas as nossas necessidades.

VERDADEIRA AJUDA

Em Gênesis 2.18, Deus disse que "não era bom" que Adão estivesse sozinho. Não era a intenção de Deus ficarmos sozinhos. Fomos criados para desejar companheirismo. Mas é importante notar que Deus não deu a Adão uma simples companheira ou melhor amiga. Deus lhe deu uma esposa. Como expliquei anteriormente, o companheirismo não é o único aspecto do casamento. Deus abençoou Adão ao dar Eva como sua companheira, sobretudo como sua "ajudadora". Entendendo o significado de "ajudadora", fica mais fácil discernir o verdadeiro bem do casamento.

Vamos reler Gênesis 2.18 atentando à segunda metade do versículo: "Não é bom que o homem esteja só; far-lhe-ei uma auxiliadora que lhe

---

14 Ash, *Marriage*, p. 122.

seja idônea". A palavra hebraica *ezer* significa "ajuda" ou "assistência" e ocorre 21 vezes no Antigo Testamento.[15] Dessas, 16 se referem a Deus como a ajuda de Israel.

Em Êxodo 18.4, Moisés chamou seu filho de Eliézer (literalmente, "meu Deus é ajuda") e disse: "O Deus de meu pai foi a minha ajuda e me livrou da espada de Faraó". Deus não era apenas um companheiro para Moisés; Deus livrou Moisés. Em Salmos 115.9 (NTLH), o escritor declara: "Ó israelitas, confiem em Deus, o Senhor! Ele é a ajuda e o escudo de vocês". A ajuda de Yahweh não era apenas um companheirismo; Deus protegia Israel.

O Salmo 121 começa assim: "Elevo os olhos para os montes: de onde vem minha ajuda? Minha ajuda vem do Senhor, que fez o céu e a terra" (vv. 1-2, ESV). À medida que o salmo continua, vemos que "ajuda" significa que Deus nos protege, nunca dorme, dá-nos sombra e nos livra do mal (vv. 1-8).

Longe da natureza passiva de uma mera companhia, "ajuda" transmite a ideia de uma pessoa que age e auxilia no cumprimento de uma tarefa. Portanto, Eva é o remédio para a solidão de Adão, por ser uma companheira *e* ajudá-lo a completar uma missão. Christopher Ash esclarece de forma adequada: "Quando nos é dito que Adão precisa de uma 'auxiliadora', isso está relacionado com o trabalho que ele foi encarregado de fazer. Ele precisa de alguém que venha em sua ajuda, pois não pode fazer esse trabalho 'sozinho'".[16]

Qual era a tarefa de Adão? Vamos olhar para dois versículos anteriores: Gênesis 2.15 e Gênesis 1.28. No primeiro, vemos o objetivo de Adão ter sido colocado no Éden: "Tomou, pois, o Senhor Deus ao homem e o colocou no jardim do Éden para o cultivar e o guardar". Esses

---

15 Ludwig Koehler & Walter Baumgartner, *The Hebrew and Aramaic Lexicon of the Old Testament*, revisado por Walter Baumgartner & Johann Jakob Stamm (Boston: Brill, 2001), 1:811.
16 Ash, *Marriage*, p. 120.

verbos hebraicos — como infinitivos adverbiais, "lavrar" e "guardar" — comunicam propósito.[17] Em outras palavras, o *propósito* dado por Deus a Adão era lavrar e guardar o jardim.

Esse par de verbos ocorre em outros 13 versículos do Antigo Testamento. Todos, com exceção de dois, se referem a alguma forma de adoração.[18] Greg Beale, um teólogo do Novo Testamento, é especialista na importância escatológica da teologia do templo ao longo do Antigo e Novo Testamentos. Ele apresenta vários paralelos entre o templo e o Jardim do Éden, sendo o jardim-santuário um protótipo do tabernáculo, que prefigurava o templo.[19] Assim, lavrar e guardar eram basicamente deveres sacerdotais de adoração no jardim-santuário de Deus.

A ajuda se estendia além do jardim-santuário para toda a terra. Em Gênesis 1.28, Deus abençoa Adão e Eva com este mandato: "Sede fecundos, multiplicai-vos, enchei a terra e sujeitai-a; dominai sobre os peixes do mar, sobre as aves dos céus e sobre todo animal que rasteja pela terra".

Esses cinco verbos — "sede fecundos", "multiplicai-vos", "enchei", "sujeitai" e "dominai" — formam, em essência, os dois deveres que um rei tem: multiplicar e governar. Eles também coincidem com os dois deveres de um sacerdote, *lavrar* e *guardar*, vistos em Gênesis 2.15.[20]

Sem Eva, Adão não seria capaz de se reproduzir (ser fecundo e multiplicar-se). Sem Eva, Adão não seria capaz de governar (encher, sujeitar

---

17 Allen P. Ross, *Introducing Biblical Hebrew* (Grand Rapids: Baker Academic, 2001), p. 164.
18 Números 3.7-8; 8.26; 18.7; Deuteronômio 11.16; 12.30; 13.4; Josué 22.5; 1 Reis 9.6; Jeremias 16.11; Malaquias 3.14.
19 G. K. Beale, *The Temple and the Church's Mission: A Biblical Theology of the Dwelling Place of God* (Downers Grove: IVP Academic, 2004), p. 66-80 [edição em português: *O Templo e a Missão da Igreja: Uma Teologia Bíblica da Habitação de Deus* (São Paulo: Vida Nova, 2018)]; G. K. Beale, *A New Testament Biblical Theology: The Unfolding of the Old Testament in the New* (Grand Rapids: Baker Academic, 2011), p. 617-21 [edição em português: *Teologia Bíblica do Novo Testamento: A Continuidade Teológica do Antigo Testamento no Novo* (São Paulo: Vida Nova, 2021)].
20 Andrew J. Schmutzer, *Be Fruitful and Multiply: A Crux of Thematic Repetition in Genesis 1–11* (Eugene: Wipf & Stock, 2009), p. 193.

e dominar). Sem Eva, Adão não seria capaz de lavrar e guardar. E isso "não era bom".

A conclusão de Christopher Ash acerta em cheio: "Nossa necessidade não é abandonar o casamento em favor do trabalho, mas lembrar que o casamento é instituído pelo Criador no contexto de um trabalho significativo".[21] Se o casamento fosse apenas para companhia, ele seria centrado no eu. No entanto, o casamento é centrado em Deus. Deus uniu Adão e Eva — e une marido e esposa — a fim de proporcionar companhia e permitir que eles cumpram o trabalho de adorá-lo, servi-lo e obedecer-lhe.

UM MESMO TIPO DE DIFERENTE

Quando seu filho anunciou que era gay, James Brownson, professor do Western Theological Seminary, escreveu que foi forçado a "reimaginar" as Escrituras e a olhar com mais profundidade para a Bíblia "com novos olhos", à luz da sexualidade de seu filho.[22] Como era de se esperar, isso o levou a abandonar a sexualidade bíblica e a não afirmar mais que o relacionamento entre pessoas do mesmo sexo é pecaminoso.

Um de seus argumentos está relacionado ao significado de "auxiliadora" em Gênesis 2.18: "Far-lhe-ei uma auxiliadora que lhe seja idônea". Para Brownson, "idônea" não tem a ver com diferença de sexo, e sim com semelhança.[23] Em outras palavras, segundo ele, isso se refere ao fato de Adão e Eva serem mais semelhantes entre si do que em relação ao resto da criação, e não a suas diferenças fisiológicas como homem e mulher. Assim, para ele, a distinção sexual não é essencial para o casamento.

---

21 Ash, *Marriage*, p. 129
22 James V. Brownson, *Bible, Gender, Sexuality: Reframing the Church's Debate on Same-Sex Relationships* (Grand Rapids: Eerdmans, 2013), p. 9-13.
23 Ibid., p. 29-31; 32-34. Repetido em formato não acadêmico em Vines, *God and the Gay Christian*, p. 144.

A questão, contudo, é bem distante do que o texto está comunicando e não leva em consideração a amplitude do significado de "idônea". A construção hebraica *kenegdo* foi traduzida por "idônea" e pode ter o sentido de "como seu oposto", comunicando tanto similaridade quanto disparidade.

Brownson, por conveniência, descarta essa "noção de diferença" apenas porque "a diferença não é desenvolvida no restante da passagem".[24] Porém, olhar apenas para o "restante da passagem" e ignorar o contexto prévio é uma visão hermenêutica limitada e um exemplo clássico de *eisegese*, que ocorre quando o intérprete força seus próprios vieses e ideias ao texto.

O tema recorrente da separação e união, em Gênesis 1, é inconfundível: luz e trevas; dia e noite; tarde e manhã; águas e firmamento; terra e mar; plantas que geram sementes e árvores que dão frutos; sol e lua; aves e peixes; animais domésticos e selvagens; e macho e fêmea.[25]

O jardim-santuário, em Gênesis 2, retoma o tema da separação e união por meio dos "laços essenciais entre o homem e a terra, o homem e os animais, o homem e a mulher, e o casal humano com Deus (2.4-24)".[26] É difícil escapar desses dois conceitos relacionados à *separação* e *união* ao ler Gênesis 2.18.

Jesus confirma esse tema da criação relacionado a separar e unir. Em Mateus 19.4-6 (e seu paralelo em Mc 10.6-9), o Filho de Deus cita brevemente Gênesis 1.27 e Gênesis 2.24. Ao fazer isso, ele justapõe e integra a distinção dos sexos em Gênesis 1 (Deus "os fez homem e mulher", Mt 19.4) com a união dos sexos em Gênesis 2 ("tornando-se os dois uma só carne", Mt 19.5).

A palavra "idônea", portanto, indica em Gênesis 2 semelhança *e* disparidade, não apenas um ou outro. A construção hebraica *kenegdo*

---

24 Ibid., p. 30.
25 Gênesis 1.4-5, 7-8, 10-11, 16, 21, 25, 27.
26 Schmutzer, *Be Fruitful and Multiply*, p. 187.

sugere "tanto semelhança quanto diferença ou complementaridade".[27] Dennis Hollinger, presidente do Gordon-Conwell Theological Seminary, explica: "É uma união entre dois que são semelhantes como seres humanos, mas, ao mesmo tempo, diferentes como homem e mulher".[28]

Se Gênesis 2, de acordo com Brownson, tratasse apenas de semelhança, a Bíblia deveria considerar os relacionamentos entre pessoas do mesmo sexo *melhores* do que os relacionamentos entre pessoas de sexos opostos, por serem *mais* semelhantes. E, se o casamento tivesse a ver apenas com semelhança, não deveria a Bíblia também elevar os relacionamentos incestuosos? Afinal, o que poderia ser mais semelhante do que uma irmã, irmão, mãe, pai, filha e filho, que têm o mesmo sangue? A resposta é evidente: "não!".

A Bíblia defende a pureza sexual como a tensão entre similaridade e complementaridade: semelhante, mas não demais; diferente, mas não demais. Isso fica claro em certas proibições em Levítico 18: o incesto, por ser *semelhante* demais, é pecaminoso; os relacionamentos entre pessoas do mesmo sexo, por serem *semelhantes* demais, são pecaminosos; a zoofilia, por ser *diferente* demais, é pecaminosa.

A intenção de Deus é que o sexo seja desfrutado no casamento entre um marido e uma esposa, com a complementaridade sexual como um aspecto central. Isso faz com que marido e esposa sejam mais semelhantes que os animais, porém mais diferentes do que um parente ou uma pessoa do mesmo sexo.

Nós esclarecemos o que o casamento *não* é. Veremos adiante: o que é o casamento e qual é o seu propósito? Como a divina e grandiosa História da Redenção molda nossa compreensão da união entre esposo e esposa?

---

27 Andrew Perriman, *Speaking of Women: Interpreting Paul* (Leicester: Apollos, 1998), p. 180.
28 Dennis P. Hollinger, *The Meaning of Sex: Christian Ethics and the Moral Life* (Grand Rapids: Baker Academic, 2009), p. 98.

11

UMA TEOLOGIA DO CASAMENTO

O SIGNIFICADO POR TRÁS DO "SIM"

Perguntaram a um grupo de crianças: "O que é amor?". Aqui estão apenas algumas de suas respostas:

> Amor é quando você beija o tempo todo. Quando você cansa de beijar, ainda quer ficar junto e conversar mais. Minha mamãe e meu papai são assim. Eles ficam nojentos quando se beijam.

> Amor é quando a mamãe vê o papai suado e fedido e, ainda assim, diz que ele é mais bonito do que o Robert Redford.

> Amor é quando a mamãe dá o melhor pedaço de frango para o papai.

Desde que minha avó ficou com artrite, ela não consegue mais se abaixar para pintar as unhas dos pés. Então, meu avô faz isso por ela o tempo todo, mesmo que as mãos dele também tenham artrite. Isso é amor.[1]

O que é amor? Muitos adultos têm dificuldade em responder. No entanto, perceba que as respostas dessas crianças são todas observações sobre seus pais ou avós. Se você é casado e tem filhos, eles veem o amor exemplificado no seu casamento?

Gostaria de fazer uma pergunta àqueles de nós que defendem a santidade do casamento: o que exatamente é o casamento? Se acreditamos que o casamento é sagrado — e ele é —, devemos ser capazes de articular com clareza seu propósito e significado.

CASAMENTO É ALIANÇA

O conceito de aliança está implícito nesta declaração inicial sobre o casamento:

Então disse o homem:
"Esta é agora osso dos meus ossos,
e carne da minha carne;
ela será chamada varoa,
porquanto do varão foi tomada".

Portanto deixará o homem a seu pai e a sua mãe, e unir-se-á à sua mulher, e serão uma só carne (Gn 2.23-24).

---

[1] A fonte original destas frases sobre amor não foi localizada. A obra de Elayne Savage, *Breathing Room: Creating Space to Be a Couple* (Oakland: New Harbinger, 2000), p. 12-13, atribui esse compilado a Mary Ophanie P. Siatan, *Philippine Daily Inquirer*.

Dar nome a alguém tinha um significado profundo no Antigo Oriente Próximo. Deus nomeou Abraão e Israel quando fez aliança com eles (Gn 17.5; 35.10). De maneira semelhante, no Éden, o homem nomeou a mulher quando fez a aliança de casamento com ela.[2]

Segundo Walter Brueggemann, estudioso do Antigo Testamento, osso e carne também podem ter o sentido metafórico de força e fraqueza, que, juntos, constituem uma fórmula de aliança.[3] Em outras palavras, Adão estava se comprometendo em aliança tanto em tempos de força quanto em tempos de fraqueza. Ele estava comunicando que sua aliança com Eva não seria afetada por circunstâncias mutáveis. "Osso dos meus ossos, e carne da minha carne" implica em constância e lealdade duradoura.[4]

CASAMENTO É SER UM

"E serão uma só carne" (Gn 2.24). O conceito de "uma só carne" é, de longe, a declaração mais profunda e fundamental sobre casamento nas Escrituras. O ideal do Éden não só serve de modelo para a aliança do casamento e de metáfora para a união física entre esposo e esposa, mas também é um padrão pactual divino do relacionamento entre Deus e Israel, que permeia o Antigo e o Novo Testamento. "Uma só carne" é a base de muitas passagens-chave da Bíblia que debatem e defendem o casamento.

A expressão "uma só carne" denota sobretudo o sexo no casamento, mas também comunica algo mais profundo do que apenas o ato sexual: a aliança matrimonial é a união permanente, exclusiva e holística de duas pessoas. "Uma só carne", segundo Dennis Hollinger, "aponta para

---

2 Andreas J. Köstenberger & David W. Jones, *God, Marriage, and Family: Rebuilding the Biblical Foundation*, 2ª ed. (Wheaton: Crossway, 2010), p. 76.
3 Walter Brueggemann, "Of the Same Flesh and Bone (Gn 2.23a)", *Catholic Biblical Quarterly*, v. 32, n. 4 (outubro de 1970), p. 533-34, 539.
4 Ibid., p. 534-35.

o singular vínculo físico, emocional e espiritual que ocorre por meio da relação sexual".[5]

A palavra hebraica para "um", nesta passagem, é 'echad. Vemos o termo novamente em Deuteronômio 6.4: "Escuta, Israel! O Senhor, nosso Deus, é o Senhor que é um" (TEB). O "ser um", neste versículo, é tanto unidade quanto diversidade: Deus é Pai, Filho e Espírito Santo. Da mesma forma, unidade e diversidade são expressas no "ser um" do casamento entre homem e mulher.

A palavra hebraica para "carne", em Gênesis 2, é *basar*, que se refere não apenas ao tecido mole do corpo, mas também à totalidade de uma pessoa.[6] Portanto, a união de uma só carne no casamento é mais do que apenas sexo; é uma realidade ampla e abrangente que funde duas pessoas diferentes em uma só.

Os fariseus, no Novo Testamento, tentam envolver Jesus em um debate da época quanto ao divórcio ser permitido ou não. Em resposta à dissimulada questão deles, Jesus aplica o paradigma do "ser um", citando Gênesis 2.24: "Por isso, deixará o homem a seu pai e mãe e unir-se-á a sua mulher, e, com sua mulher, serão os dois uma só carne. De modo que já não são dois, mas uma só carne" (Mc 10.7-8; Mt 19.5-6). Nada é mais claro do que "uma só carne" para comunicar a indivisibilidade do casamento. Não é que o casamento apenas *"não deva* ser separado; ele *não pode* ser separado".[7]

Ainda assim, à luz de "ser um", devemos ter o cuidado de evitar um mal-entendido comum. Maridos costumam brincar que sua esposa é sua *melhor metade*. Entretanto, de acordo com as Escrituras, o casamento não consiste em duas metades se tornando um, mas dois *inteiros* se tornando

---

5 Dennis P. Hollinger, *The Meaning of Sex: Christian Ethics and the Moral Life* (Grand Rapids: Baker Academic, 2009), p. 98.
6 Richard M. Davidson, "The Theology of Sexuality in the Beginning: Genesis 1–2", *Andrews University Seminary Studies*, v. 26, n. 1 (primavera de 1988), p. 22.
7 R. T. France, *The Gospel of Mark: A Commentary on the Greek Text* (Grand Rapids: Eerdmans, 2002), p. 392.

um. Não há exatidão quando noivos dizem que o outro os completa. Nenhuma pessoa nos completa. Somos completos somente em Cristo. Eu, com frequência, digo aos meus alunos: "Seja inteiro antes de se tornar um". Quando duas pessoas incompletas tentam se tornar um, elas nunca se tornam *um*. Em vez disso, o resultado é uma bagunça codependente.

Se o casamento consiste em dois se tornarem um, o que dizer da poligamia? Defensores do casamento entre pessoas do mesmo sexo, na maioria das vezes, afirmam que a poligamia é uma forma de casamento na Bíblia. No entanto, quando estudamos esses casos de perto, vemos que a Bíblia os utiliza para articular uma teologia de desaprovação.

Segundo Richard Davidson, estudioso do Antigo Testamento, os exemplos bíblicos de poligamia estão repletos de "desacordo, rivalidade, sofrimento e até rebelião, revelando as motivações negativas e/ou as consequências desastrosas que invariavelmente acompanhavam tais desvios do padrão estabelecido por Deus no Éden".[8]

Atentemos para o primeiro caso de poligamia encontrado em Gênesis 4.19: "Lameque tomou para si duas esposas". O que acontece em seguida, em Gênesis 4.23-24, nos permite enxergar o coração de Lameque. Ele é um assassino violento e vingativo: "E disse Lameque às suas esposas: Ada e Zilá, ouvi-me; vós, mulheres de Lameque, escutai o que passo a dizer-vos: Matei um homem porque ele me feriu; e um rapaz porque me pisou. Sete vezes se tomará vingança de Caim, de Lameque, porém, setenta vezes sete". A primeira referência à poligamia nas Escrituras envolve um homem ímpio e reprovado. Essa teologia de desaprovação continua ao longo de todo o Antigo Testamento.

Por exemplo, nas tendas de Abraão, temos o conflito entre Sarai e Hagar; na casa de Jacó, temos a discórdia entre Raquel e Lia. O testemunho contra a poligamia no Antigo Testamento é uniforme, e uma

---

8 Richard M. Davidson, "Condemnation and Grace: Polygamy and Concubinage in the Old Testament", *Christian Research Journal*, v. 38, n. 5 (2015), p. 35.

teologia de desaprovação é expressa no texto como uma distorção da ordem da criação divina para o casamento.

A questão, no Novo Testamento, é ainda mais clara, pois tanto Jesus quanto Paulo afirmam o paradigma de "uma só carne" do casamento (Mt 19.5-6; Mc 10.8; 1Co 6.16; Ef 5.31). A resposta de Jesus ao porquê de o divórcio ser permitido talvez seja a mesma que ele teria dado sobre a poligamia ser permitida: "Por causa da dureza do vosso coração" (Mt 19.8).[9]

João Crisóstomo, um dos pais da igreja primitiva, cujo nome significa literalmente "boca de ouro", defende o casamento monogâmico ao olhar fielmente para Gênesis 1 e 2. Para ele, se a intenção de Deus para o homem fosse que ele tivesse várias esposas, "quando ele fez um homem, deveria ter formado muitas mulheres".[10]

DESDE O PRINCÍPIO

Em Marcos 10.2-9, os fariseus questionam Jesus sobre o divórcio. A resposta do Filho de Deus é uma repreensão enérgica, denunciando a prática de dissolver o casamento por praticamente qualquer motivo e mostrando a dureza do coração deles (v. 5). Como vimos anteriormente, Jesus fundamenta seu ensinamento sobre o casamento na narrativa da criação:

> [...] desde o princípio da criação, Deus os fez homem e mulher. Por isso, deixará o homem a seu pai e mãe e unir-se-á a sua mulher, e, com sua mulher, serão os dois uma só carne. De modo que já não são dois, mas uma só carne. Portanto, o que Deus ajuntou não separe o homem. (vv. 6-9)

---

9 Para uma excelente análise sobre todos os casos de poligamia no Antigo Testamento, veja Davidson, *Flame of Yahweh*, p. 177-212.
10 João Crisóstomo, *Homilia sobre o Evangelho de Mateus*, 62.1.

Jesus poderia ter citado várias passagens para afirmar a natureza duradoura da aliança matrimonial, mas nada é mais fundamental do que o protótipo do Éden: a união e aliança entre Adão e Eva.

Deus é Senhor do casamento porque ele é quem une homem e mulher. "Não separe o homem" é um lembrete de que o divórcio vai contra as ordenanças criacionais de Deus "desde o princípio". Homens e mulheres não devem desfazer o que Deus fez. Romper intencionalmente um casamento é, de fato, uma tentativa de usurpar o lugar de Deus. Essa foi a forma de Jesus mostrar a antítese entre Deus, que une, e os judeus do primeiro século, que incentivavam a separação por praticamente qualquer motivo.[11]

Se, no entanto, tudo o que Jesus quisesse reafirmar fosse a indivisibilidade do casamento, bastaria a imagem de "uma só carne" de Gênesis 2.24. Contudo, Jesus apresenta o conceito bíblico de distinção sexual de Gênesis 1.27, que, à primeira vista, não parece diretamente relevante: "Deus os fez homem e mulher" (Mc 10.6).[12] Para Jesus, isso é bem relevante: não há casamento fora do paradigma bíblico de homem e mulher. Jesus conecta a criação de "homem e mulher" (Gn 1.27) à criação do casamento como "uma só carne" (Gn 2.24). Isso ilustra com beleza que Deus não só distingue homem e mulher na criação, mas também os une em casamento. Jesus está afirmando que, quando o Criador fez o homem e a mulher, ele já tinha em mente a união matrimonial seguinte.

David Gushee, que se autoproclama "o principal estudioso da ética evangélica dos Estados Unidos", mudou sua posição sobre o casamento entre pessoas do mesmo sexo e agora defende a "plena aceitação dos cristãos LGBT". Para ele, em Marcos 10, Jesus trata apenas do divórcio,

---

11 John Nolland, *The Gospel of Matthew: A Commentary on the Greek Text* (Grand Rapids: Eerdmans, 2005), p. 773.
12 France, *The Gospel of Mark*, p. 387.

de maneira que o trecho é irrelevante para o debate sobre casamento entre pessoas do mesmo sexo.[13]

Em razão, contudo, de Jesus incluir Gênesis 1.27 em Marcos 10.6 ("Deus os fez homem e mulher"), a afirmação de Gushee não resiste à análise. Por um lado, Deus distingue os sexos em Gênesis 1; por outro, ele une os sexos em Gênesis 2. O que Gushee não percebe é: a pergunta dos fariseus sobre o divórcio se torna subordinada ao ensino de Jesus sobre o casamento. O Filho de Deus ensina que o casamento é tanto indissolúvel quanto fundamentalmente masculino e feminino.

Outra implicação de conectar Gênesis 1.27 com o casamento não deve ser ignorada. O versículo não só estabelece a realidade da distinção sexual, mas é, sobretudo, o texto-base do qual emana a doutrina da *imago Dei*. Em outras palavras, em Marcos 10.6-8, Jesus não apenas proclama que homem e mulher são essenciais para o casamento, mas também que o casamento aponta para a imagem de Deus — unindo, assim, tanto a natureza do casamento quanto a natureza da humanidade.

O casamento, portanto, não é um direito fundamental humano ou civil. Como cristãos, não temos direitos. Nosso único direito está em Cristo. Além disso, o sexo *não* diz respeito ao que os adultos estão livres para fazer com seu corpo. "Desde o princípio", Deus criou o casamento para ser uma aliança indissolúvel entre "homem e mulher", com uma profunda correlação com a imagem de Deus. Qualquer distorção do casamento — seja divórcio, adultério, sexo pré-marital ou casamento entre pessoas do mesmo sexo — não só é contrária à vontade de Deus, mas também é uma afronta à própria imagem dele.

---

13 David P. Gushee, *Changing Our Mind: A Call from America's Leading Evangelical Ethics Scholar for Full Acceptance of LGBT Christians in the Church* (Canton: Read the Spirit Books, 2014), p. 83-85.

O OBJETIVO DO CASAMENTO

Tanto Paulo quanto Jesus citam Gênesis 2.24 como o texto-base para entender o casamento: "Eis por que deixará o homem a seu pai e a sua mãe e se unirá à sua mulher, e se tornarão os dois uma só carne" (Ef 5.31). A teologia do casamento, como ambos demonstram, é construída em cima do aspecto-chave de "uma só carne".

É significativo dizer que Paulo imediatamente acrescenta: "Este é um mistério profundo; refiro-me, porém, a Cristo e à igreja" (v. 32, NVI). Paulo utiliza ainda mais o conceito de "uma só carne" como fundamento para revelar o "profundo" mistério e a importância escatológica do casamento. Enquanto Jesus ensina sobre a essência do casamento em Marcos 10, Paulo articula *o fim ou o propósito do casamento* em Efésios 5.

A palavra grega para "profundo", neste versículo, é *mega*, que literalmente significa "grande" ou "importante". A referência de Paulo ao "mistério" comunica como a união de uma só carne entre esposo e esposa é um tipo singular de relacionamento humano que aponta para algo grande e profundo.

No Antigo Testamento, Yahweh, o Senhor Deus, é o noivo de Israel.[14] O "profundo" mistério visto por Paulo é que essa tipologia agora é reformulada. Enquanto, no Antigo Testamento, Yahweh é o noivo, no Novo Testamento, o noivo é Cristo. Enquanto, no Antigo Testamento, Israel é a noiva, no Novo Testamento, a noiva é a Igreja.[15]

---

14 Isaías 54.5; 61.10; 62.5; Jeremias 3.20; Oseias 2.16.
15 Greg Beale e Ben Gladd têm um excelente trabalho sobre a teologia bíblica do mistério. Sua explicação de Efésios 5 é altamente recomendada. Minha única e leve discordância é que, em Efésios 5.32, Paulo está enfatizando não apenas a continuidade, mas também a descontinuidade, ao manter a diferença entre Israel, a noiva de Yahweh, e a Igreja, a noiva de Cristo. Isso está em conformidade com Efésios 2.11-21, em que Paulo diz que eles são "um", mas continua se referindo a eles distintamente como "ambos" (G. K. Beale & Benjamin L. Gladd, *Hidden but Now Revealed: A Biblical Theology of Mystery* [Downers Grove: IVP Academic, 2014], p. 173-83).

Para ser claro, o relacionamento de Cristo com a Igreja não é *semelhante* ao casamento humano. Ao contrário, o casamento humano prefigura a realidade maior que é Cristo e a Igreja. O primeiro casamento entre Adão e Eva, em Gênesis 2.24, corresponde tipologicamente a Cristo e a Igreja na consumação.[16] O casamento humano é apenas um protótipo do relacionamento entre Deus e seu povo, sendo Cristo e a Igreja o arquétipo escatológico maior.

O propósito do casamento humano, portanto, não é, em última instância, o amor entre marido e mulher. O verdadeiro objetivo do casamento é apontar as pessoas para a realidade maior e eterna de Cristo e a Igreja. O casamento é apenas uma sombra momentânea. Cristo e a Igreja são a realidade perfeita e eterna.[17] No entanto, se Cristo e a Igreja são a realidade, o que acontece com a sombra no último dia?

Jesus responde em Mateus 22. Os saduceus, astutamente questionando-o sobre a viúva que se casou sete vezes com sete irmãos, questionam de quem ela seria esposa na ressurreição. A resposta de Jesus deve ter deixado seus ouvintes perplexos: "[...] na ressurreição, nem casam, nem se dão em casamento; são, porém, como os anjos no céu" (Mt 22.30; Mc 12.25; Lc 20.34-36).

Os saduceus não acreditavam na ressurreição e supunham erroneamente que, se Deus ressuscitasse os mortos, a vida no céu seria apenas uma extensão da vida na terra. Eles estavam gravemente enganados. Na ressurreição, as coisas não serão como agora. Nosso corpo físico será transformado (Fp 3.21). Haverá um novo céu e uma nova terra (Ap 21.1). Não haverá mais lágrimas, morte, luto, choro nem dor (v. 4).

Uma vez que essa gloriosa verdade seja concretizada na eternidade, a sombra terrena do casamento será engolida pela perfeita realidade de

---

16 Ibid., p. 181.
17 John Piper, *This Momentary Marriage: A Parable of Permanence* (Wheaton: Crossway, 2009), p. 52 [edição em português: *Casamento Temporário: Uma Parábola de Permanência* (São Paulo: Cultura Cristã, 2022)].

Cristo se unindo à Igreja. Não haverá mais razão para a sombra imperfeita do casamento terreno. No entanto, isso não significa que todas as memórias dos relacionamentos terrenos serão apagadas.

O fato é que todos os crentes serão unidos a Cristo. Nossa devoção e sentimentos mais profundos estarão voltados somente para ele. Nosso tempo e energia serão gastos na glória satisfatória e maravilhosa de adorar e servir a Deus em sua presença. Nada mais será importante.

Mesmo não sendo casados no céu, tudo será melhor, com certeza. Portanto, não devemos pensar na solteirice como um estado temporário antes do casamento, e sim no casamento como o estado temporário antes da eternidade.

Ken Smith, um pastor jubilado, ficou viúvo recentemente. Ele foi casado com Floy por 60 anos. Foi por meio do amor deles pelo Senhor e de seu amor pelos perdidos que minha irmã em Cristo, Rosaria Butterfield, foi pouco a pouco sendo exposta a um Deus santo e amoroso.

Após a morte de Floy, muitos tentaram consolar o pastor Ken. Com boas intenções, alguns questionaram: "Você não está ansioso pelo dia em que será unido novamente à sua esposa no céu?". A resposta dele era sempre: "Eu não tenho uma esposa no céu, mas certamente estou ansioso por ser plenamente unido a Cristo". Foi assim que ele me explicou isso em um e-mail:

> Enquanto eu olhava para minha aliança de casamento e decidia se a usaria ou não, refleti sobre os votos matrimoniais feitos. Os votos dizem "até que a morte nos separe" e "enquanto ambos estivermos vivos". Esses pensamentos me levaram a ver nosso casamento como "cumprido". Refleti sobre a ideia de nosso casamento estar cumprido, e isso me deu uma nova perspectiva de gratidão pela querida Floy. Nosso casamento não foi interrompido, mas cumprido! Não há necessidade de falar sobre renovar nosso relacionamento como esposo e esposa no

céu. Nosso casamento foi uma instituição "na terra" e agora está cumprido. Então, eu tirei minha aliança. Casamento concluído. Curiosamente, isso me trouxe imenso consolo, paz e gratidão.

A boa teologia foi o consolo do pastor Ken. Seu comentário pode parecer estranho para um homem que está de luto pela perda de sua fiel e amorosa esposa. Ele, contudo, estava delineando a intensidade de sua dor ao mesmo tempo que defendia e celebrava a união completa de Floy com seu Salvador ressurreto — e a certeza da sua própria futura união e glorificação.

A aliança de casamento do pastor Ken era um símbolo de seu casamento terreno com Floy. Agora, o casamento deles está "cumprido", pois ela descansa nos braços de nosso Senhor. Junto a todos os outros santos que nos precederam, ela, como noiva de Cristo, aguarda com grande expectativa aquele maravilhoso dia, o banquete de casamento do Cordeiro (Ap 19.6-9), quando todos os eleitos, na glória consumada, cantarão juntos: "Regozijemo-nos, e exultemos, e demos-lhe a glória; porque são chegadas as bodas do Cordeiro, e já a sua noiva se preparou" (v. 7).

O casamento aqui na terra não é o último estado. É o penúltimo. O último nos aguarda na eternidade. Você foi criado para isso independentemente de ser solteiro ou casado. Quando sentir certo descontentamento em seu casamento, mesmo que ele esteja saudável e bom, *isso é normal*. Só existe um casamento que lhe trará contentamento definitivo. O céu significará união completa e glória consumada com Cristo. Que maior alegria poderia haver do que isso?

12

SOLTEIRICE

PARA MELHOR OU PARA PIOR?

Quando eu tinha três anos, meu irmão mais velho foi convidado para levar as alianças no casamento de um amigo da família. Eu era muito pequeno para me lembrar, mas, aparentemente, a florista fez uma birra e se recusou a andar pelo corredor. Sendo um menino bonito e bem-comportado, fui escalado de última hora para ser o ajudante do meu irmão.

Alguns anos depois, quando eu tinha oito anos, chegou a minha vez de ser o pajem. A grandiosidade da ocasião me fascinou. Mais tarde naquele ano, quando as meninas da minha turma da terceira série encenaram uma cerimônia de casamento no pátio da escola, fiz o papel do noivo. Os outros meninos riram de mim por ter participado, mas, mesmo naquela idade, eu sabia que queria me casar.

Os pais, na China, enfatizam muito o casamento. A pressão para que os adultos solteiros encontrem um par é tão grande que "alugar" uma namorada ou namorado para levar para casa a fim de apaziguar os pais importunos é uma tendência crescente. Continuar solteiro é até visto como um ato de rebeldia em vez de *xiào shùn* [demonstrar piedade como filho].

Ser solteiro, nos Estados Unidos, também é visto de maneira negativa. Desde a infância, sentimos uma discreta disposição negativa em relação à solteirice. Veja os contos de fadas. Como todos eles terminam? Eles se casam e vivem felizes para sempre. Fim da história. Na realidade, a verdadeira lição que deveríamos ensinar às nossas crianças é: o contentamento supremo não vem do casamento, e sim de um relacionamento íntimo com Jesus Cristo, quer sejamos casados, quer sejamos solteiros.

Jesus não morreu para que pudéssemos nos casar, e sim para que pudéssemos tê-*lo*. Dennis Hollinger diz da melhor forma: "A vida sem intimidade sexual e sem casamento não é uma vida deficiente. Deficiente é a vida sem intimidade com Deus em Cristo".[1] As relações humanas são importantes e significativas. No entanto, "o fim principal do homem" não é se casar ou fazer amizades, mas "glorificar a Deus e desfrutá-lo para sempre".[2]

Conheci, certa vez, uma mulher que estava solteira quando foi para o campo missionário. Como a maioria dos cristãos solteiros, ela queria se casar. Após terminar seu curso de cinco anos, ela se reconectou com antigos amigos nos Estados Unidos. Eles conversaram sobre o ministério dela no exterior, seus planos para o futuro e sua vida pessoal. Inevitavelmente, perguntaram: "Você está namorando alguém? Há alguém especial em sua vida?". A resposta simples e honesta dela foi: "Não, ainda não". A reação deles a pegou de surpresa. Com grande preocupação e até lágrimas nos olhos, perguntaram: "Posso orar por você?". Foi quase como se ela tivesse câncer.

---

[1] Dennis P. Hollinger, *The Meaning of Sex: Christian Ethics and the Moral Life* (Grand Rapids: Baker Academic, 2009), p. 15.
[2] The Westminster Divines, *The Shorter Catechism with Scripture Proofs* (Carlisle: Banner of Truth Trust, 1998), p. 3. Originalmente publicado em 1648.

Ser solteiro é uma maldição? É ser sentenciado a uma vida de tristeza? Os cristãos solteiros não precisam da nossa pena. Eles precisam ser acolhidos, valorizados e amados como irmãs e irmãos em Cristo.

Embora quase metade da população de adultos americanos seja solteira, a porcentagem de solteiros que frequentam a igreja não chega nem perto disso.[3] É lamentável que, entre os não cristãos, o aumento de pessoas divorciadas e amasiadas — agravado pelo fato de as pessoas se casarem mais tarde na vida — contribua para isso. Ainda assim, será que nossa igreja não está perdendo uma população importante em nossa comunidade?

Um pastor evangélico muito conhecido foi direto em sua opinião contra os solteiros: "Em uma perspectiva bíblica, a solteirice não é ideal".[4] Esse pastor simplesmente repreenderia todos os homens solteiros por serem imaturos e egoístas e por terem medo de compromisso. De fato, alguns jovens solteiros são assim, mas nem todos. Jesus e Paulo eram solteiros, porém não eram imaturos e egoístas nem tinham medo de compromisso.

Nosso boletim da igreja está cheio de excelentes programações voltadas para famílias. Porém, frequentemente, faltam programações para adultos solteiros. Para muitas igrejas, o "grupo de universitários e profissionais" realmente é só uma ideia secundária, um gueto de solteiros. O ano não passa sem vários sermões muito necessários sobre casamento e família, mas, raramente, ouvimos sermões completos sobre o valor da solteirice.

Até mesmo nossa exigência não explícita de que pastores sejam casados significa que Jesus e Paulo seriam impedidos de servir na grande

---

3 Departamento de Censo dos Estados Unidos, "Marital Status of People 15 Years and over, by Age, Sex, and Personal Earnings: 2016". Disponível em: www.census.gov/data/tables/2016/demo/families/cps-2016.html. Acesso em: 21 de jan. 2025.
4 Mark Driscoll, *Religion Saves: And Nine Other Misconceptions* (Wheaton: Crossway, 2009), p. 186.

maioria das igrejas evangélicas de hoje. Isso deveria nos preocupar. Em nossa vigorosa defesa do casamento tradicional, será que interpretamos mal, desvalorizamos e distorcemos a solteirice?

Você pode estar pensando: "o que uma visão deficiente da solteirice tem a ver com meu ente querido gay?". Muito. Como é a vontade de Deus que ele ou ela se abstenha de relações homossexuais, ser solteiro é parte de sua realidade por um tempo e, possivelmente, por muito mais tempo. Será que nossa comunidade eclesiástica é um lugar vibrante para que esses solteiros cresçam e prosperem em sua fé cristã?

Sejamos honestos: não muito. Para nossa tristeza, esse mal-entendido tem uma longa história.

UM ESTIGMA ANTIGO

Nos tempos do Antigo Testamento, os israelitas tinham uma visão não muito positiva sobre a solteirice. Há evidências na tradição judaica antiga e na literatura rabínica de que os homens judeus estavam sob uma obrigação religiosa de se casar. Além disso, os maridos judeus eram obrigados a ter relações sexuais com sua esposa a fim de "serem frutíferos e se multiplicarem" (Gn 1.28). O casamento precoce era fortemente recomendado.[5]

São poucos os relatos sobre solteirice no Antigo Testamento. Na verdade, a Bíblia Hebraica não possui nenhuma palavra que signifique em específico uma "pessoa solteira".[6] Os conceitos do Antigo Testamento associados a uma mulher solteira — *viúva* e *virgem* — presumem que essas pessoas, em algum momento, se casariam.

---

5 Harvey McArthur, "Celibacy in Judaism at the Time of Christian Beginnings", *Andrews University Seminary Studies*, v. 25, n. 2 (verão de 1987), p. 163.
6 J. R. Soza, "Jeremiah", em *New dictionary of Biblical Theology: Exploring the Unity & Diversity of Scripture*, ed. T. Desmond Alexander et al. (Downers Grove: IVP Academic, 2000), p. 224.

Dois temas do Antigo Testamento — *descendência* e o *nome* de uma pessoa — tinham implicações particularmente significativas para os solteiros no antigo Israel. A falta de descendência e a incapacidade de perpetuar o próprio nome geravam um enorme estigma para os solteiros.

Deus ordenou que Jeremias desistisse de se casar e ter filhos (Jr 16.2). Essa abstenção era um símbolo visível de sua mensagem profética: o iminente juízo de Deus sobre Judá.[7] Segundo Barry Danylak, escritor de livros de leitura obrigatória sobre uma teologia bíblica da solteirice, "a ausência de uma descendência de Jeremias tinha a função de ilustrar o juízo de Deus sobre seu povo, que também ficaria desprovido de descendência".[8]

No decorrer da Bíblia Hebraica, ter muitos filhos era visto como uma bênção, ao passo que não ter filhos era considerado uma maldição: "Herança do Senhor são os filhos; o fruto do ventre, seu galardão. Como flechas na mão do guerreiro, assim os filhos da mocidade" (Sl 127.3-4). Desde o primeiro capítulo de Gênesis, há uma associação explícita entre reprodução e bênção: "E Deus os abençoou e lhes disse: Sede fecundos, multiplicai-vos [...]" (Gn 1.28).

A incapacidade de Raquel, esposa de Jacó, em gerar filhos causou grande tristeza e aflição (Gn 29.31; 30.1). Para Ana, que, depois, veio a ser mãe do profeta Samuel, os anos de esterilidade provocaram tristeza, vergonha e ridículo (1Sm 1.2-8).

A viúva Noemi, sogra de Rute, viu a morte de seus filhos, que morreram sem deixar descendentes. Noemi confessou ter sido afligida por Deus, que a tratou com "grande amargura" (Rt 1.20-21). O que tornava sua solteirice tão insuportável era o flagelo da falta de descendência.

---

7 J. A. Thompson, *The Book of Jeremiah* (Grand Rapids: Eerdmans, 1980), p. 403.
8 Barry Danylak, *Redeeming Singleness: How the Storyline of Scripture Affirms the Single Life* (Wheaton: Crossway, 2010), p. 71. Sou muito grato pelos extraordinários recursos de Danylak sobre a teologia bíblica da solteirice.

Em Salmo 109.13, o rei Davi amaldiçoa seu adversário ao dizer: "Desapareça a sua posteridade, e na seguinte geração se extinga o seu nome". A continuidade do nome de uma pessoa era uma bênção, e a extinção da descendência e do nome parecia encarnar as maldições pactuais de Deus.[9] Em um mundo cheio de casais e filhos, um solteiro no antigo Israel tinha pouca — ou nenhuma — esperança de um futuro promissor.

Deus, no entanto, não ouve o clamor dos abatidos e o grito dos pobres? "Pois o necessitado não será para sempre esquecido", escreve Davi, "e a esperança dos aflitos não se há de frustrar perpetuamente" (Sl 9.18). No Antigo Testamento, contudo, onde podemos encontrar esperança para o solteiro, para aquele que não tem descendência nem nome?

MELHOR DO QUE DESCENDÊNCIA

Durante um período sombrio e difícil na história da nação de Judá, Isaías profetizou sobre um futuro brilhante e esperançoso. Ele falou de um servo sofredor — cumprido mais tarde na pessoa de Jesus, o Messias — que traria salvação e alegria a todos, até mesmo àqueles sem descendência nem nome.

Isaías afirma que essa esperança foi estendida em específico aos eunucos, uma figura desprezada que personificava a realidade de não ter descendência e de não poder dar continuidade ao seu nome. À luz do Messias vindouro, Isaías registra as palavras divinas de esperança para os eunucos: "darei na minha casa e dentro dos meus muros, um memorial e um nome melhor do que filhos e filhas; um nome eterno darei a cada um deles, que nunca se apagará" (Is 56.4-5). A exclusão deles é transformada em inclusão. Mas que recompensa ou bênção pode ser "melhor do que filhos e filhas"?

---

9 Ibid., p. 69

Em Isaías 61.8-9, Deus diz: "[...] com eles farei aliança eterna. A sua posteridade será conhecida entre as nações, os seus descendentes, no meio dos povos; todos quantos os virem os reconhecerão como família bendita do Senhor". A Nova Aliança eterna significa não apenas que eles *terão* descendência, mas também que *são* descendência abençoada por Deus.[10]

Isso representa uma mudança radical de paradigma. Durante muito tempo, acreditava-se que, para entrar na aliança, era necessário nascer hebreu e que, sob essa Antiga Aliança, ter descendência era uma bênção. No entanto, sob a Nova Aliança, estabelecida no sangue de Jesus (1Co 11.25), entrar no pacto exige o novo nascimento (Jo 3.3). A bênção *é* ser descendência do Senhor.

A Nova Aliança foi inaugurada pela vida, morte e ressurreição de Jesus Cristo. Esse novo nascimento significa "nascer da água e do Espírito" (Jo 3.5). O nascimento espiritual nos torna descendência espiritual: "Pois todos os que são guiados pelo Espírito de Deus são filhos de Deus" (Rm 8.14). O que é melhor do que ter filhos e filhas? É *sermos* filhos e filhas de Deus!

Em Mateus 28.19, Jesus comissiona seus discípulos a "fazer discípulos de todas as nações". Ser um discípulo significa ser um filho de Deus nascido de novo; fazer discípulos significa ser usado por ele para trazer "muitos filhos à glória" (Hb 2.10). Todos os filhos de Deus devem gerar filhos espirituais, quer casados, quer solteiros.

O apóstolo Paulo era solteiro e não teve descendência física. No entanto, ele foi pai espiritual de muitos filhos e filhas espirituais. Paulo chama Onésimo de "meu filho" (Fm 10); chama Timóteo de "meu filho amado e fiel no Senhor" (1Co 4.17); chama Tito de "verdadeiro filho, segundo a fé comum" (Tt 1.4).

---

10 Ibid., p. 108.

Este apóstolo dos gentios se refere aos cristãos da Galácia como "meus filhinhos" (Gl 4.19, ARC) e lembra aos crentes de Corinto: "eu, pelo evangelho, vos gerei em Cristo Jesus" (1Co 4.15). Não há dúvida de que Paulo, como homem solteiro, cumpriu o mandamento da criação de ser fecundo e multiplicar-se (Gn 1.28).

Quando olhamos para o Antigo Testamento, a ênfase está no casamento, na família e na descendência física. Quando lemos o Novo Testamento, a ênfase está na família de Deus, com uma mudança da descendência física para a descendência espiritual. Eis a verdade radical sobre família que Jesus inaugura por meio da Nova Aliança: o povo da Antiga Aliança crescia pela procriação, ao passo que o povo da Nova Aliança cresce pela regeneração.[11]

Isso é importante hoje para os solteiros, pois vivemos sob a Nova Aliança, sobretudo à luz de um mundo que dá preeminência ao casamento. Nossas famílias terrenas são temporariamente ligadas pelo sangue, mas a família de Deus é eternamente ligada pelo sangue do Cordeiro. Essa família de Deus é a Igreja, a noiva de Cristo. Se nascemos de novo, somos filhos e filhas de Deus. E, se somos filhos e filhas de Deus, somos todos irmãos e irmãs. Somos uma família!

Com a inauguração da Nova Aliança, Jesus redefine dramaticamente a família.[12] No início de seu ministério, ele foi chamado por sua mãe e seus irmãos (Mc 3.31). Sua resposta, vista no contexto do Israel do primeiro século, é de fato escandalosa: "Quem é minha mãe e meus irmãos? [...] Eis minha mãe e meus irmãos. Portanto, qualquer que fizer a vontade de Deus, esse é meu irmão, irmã e mãe" (vv. 33-35). Em outras palavras, a nova família espiritual tem prioridade sobre a família natural.

---

11 Ibid., p. 126; Barry Danylak, *A Biblical Theology of Singleness* (Cambridge: Grove, 2007), p. 26.
12 Ibid., p. 26, 166.

Pedro diz a Jesus: "nós deixamos nossa casa e te seguimos" (Lc 18.28). Jesus responde: "Em verdade vos digo que ninguém há que tenha deixado casa, ou mulher, ou irmãos, ou pais, ou filhos, por causa do reino de Deus, que não receba, no presente, muitas vezes mais e, no mundo por vir, a vida eterna" (vv. 29-30). Aqui novamente nos é prometido algo "melhor do que filhos e filhas" (Is 56.5): a bênção de fazer a vontade de Deus e ser parte de sua nova família, a Igreja.

Como vimos, o Novo Testamento retrata o estado de solteiro de uma maneira muito mais positiva do que o Antigo Testamento. Das três principais religiões monoteístas atuais (judaísmo, cristianismo e islamismo), apenas o cristianismo pode afirmar uma teologia que valoriza a solteirice.[13]

Os indivíduos solteiros mais proeminentes no Novo Testamento são Jesus e Paulo, cujas palavras compõem o principal ensino do Novo Testamento sobre solteirice. O capítulo seguinte será uma análise mais detalhada do que ambos ensinam.

---

13 Ibid., p. 3.

13

MAIS SOBRE SOLTEIRICE

SIMPLESMENTE UM BOM DOM

Por vezes, não percebemos o quão radicalmente contracultural foi para Jesus, um homem de 30 anos no Israel do primeiro século, permanecer solteiro. De acordo com as tradições judaicas, a idade adequada para se casar era de 18 anos. Se um homem tinha 20 anos e ainda era solteiro, era considerado amaldiçoado.[1] Isso também acontecia com mestres reconhecidos como Jesus. Esperava-se que os rabinos se casassem; apenas um rabino da época permaneceu solteiro, e ele foi criticado por isso.[2]

Jesus, no Novo Testamento, aborda o tema da solteirice duas vezes, ambas em resposta a perguntas não diretamente relacionadas à solteirice. Nas duas respostas, as palavras profundas e perspicazes de Jesus são indispensáveis para uma compreensão bíblica da solteirice à luz da Grande História de Deus, sobretudo no que se refere aos nossos entes queridos com atração por pessoas do mesmo sexo.

---

1 Mishná, *Avot* 5.21; Talmude Babilônico, *Qiddushin* 29b.
2 Talmude Babilônico, *Yebamot* 63b.

ACEITANDO A SOLTEIRICE

Em Mateus 19.3-9, quando os fariseus tentavam debater os temas do divórcio, casamento e novo casamento, Jesus os repreendeu. Tendo a última palavra, Jesus declarou: "Quem repudiar sua mulher, não sendo por causa de relações sexuais ilícitas, e casar com outra comete adultério" (v. 9). Embora seus ouvintes tivessem visões bastante conservadoras sobre casamento e divórcio, a postura rigorosa de Jesus sobre o novo casamento era sem precedentes.[3]

Não é de surpreender que seus discípulos tenham reagido ao ensinamento radical de seu mestre com o comentário: "Se essa é a condição do homem relativamente à sua mulher, não convém casar" (v. 10). A implicação cínica deles era a seguinte: "o senhor está realmente dizendo que é melhor não casar?". Eles estavam dando a Jesus uma oportunidade para recuar de sua visão supostamente rígida e oferecer algo mais moderado e prático, algo que tornaria o casamento mais atraente.[4]

Jesus responde com palavras que, para nós, parecem peculiares e enigmáticas:

> Nem todos são aptos para receber este conceito, mas apenas aqueles a quem é dado. Porque há eunucos de nascença; há outros a quem os homens fizeram tais; e há outros que a si mesmos se fizeram eunucos, por causa do reino dos céus. Quem é apto para o admitir admita (vv. 11-12).

---

3 D. A. Carson, Walter W. Wessel & Walter L. Liefeld, "Matthew", em *The Expositor's Bible Commentary* 8, ed. Frank E. Gaebelein (Grand Rapids: Zondervan, 1984), vol. 8, p. 419.
4 Barry Danylak, *Redeeming Singleness: How the Storyline of Scripture Affirms the Single Life* (Wheaton: Crossway, 2010), p. 152.

Em vez de defender o casamento, Jesus faz uma afirmação surpreendente sobre a solteirice, um ponto que podemos entender melhor ao olhar mais de perto.

Interpretada literalmente, a palavra "eunuco" tem pouco a ver com o casamento, principalmente o fazer-se um eunuco! Mas os discípulos sabiam que Jesus era mestre em metáforas e, provavelmente, entenderam isso como uma figura de linguagem. Anteriormente, no mesmo evangelho, Jesus exorta os pecadores a arrancarem um olho e cortarem uma mão ou um pé (Mt 5.29-30; 18.8-9). Sem exceção, todo uso de automutilação nos Evangelhos é figurado, inclusive na presente passagem.

A palavra grega *eunouchos* havia desenvolvido conotações mais amplas do que o significado literal de "homem castrado". Ela também significava um animal ou uma planta que não estava gerando descendentes ou sementes.[5] No contexto desse versículo sobre casar-se ou não, o eunuco é uma metáfora para um solteiro incapaz de gerar filhos. Tanto o eunuco "de nascença" quanto o eunuco feito por intervenção humana representam os que são solteiros involuntariamente, enquanto os que se fazem eunuco representam os que escolhem voluntariamente deixar de lado o casamento e a descendência "por causa do reino dos céus".[6]

Com esses significados em mente, olhemos novamente para a forma como Jesus apresenta sua declaração sobre esses eunucos em Mateus 19.11: "Nem todos são aptos para receber este conceito, mas apenas aqueles a quem é dado". A palavra grega traduzida como "aceitar" significa literalmente "ter espaço para", por exemplo, em 2 Coríntios 7.2 (NTLH): "deem um lugar para nós no coração de vocês". Aqui, esse termo se refere a criar espaço na própria mente. Em outras palavras,

---

5 Moisés Silva, *The New International Dictionary of New Testament Theology and Exegesis*, 2ª ed. (Grand Rapids: Zondervan, 2014), 2:327.
6 Danylak, *Redeeming Singleness*, p. 157.

nem todos podem mentalmente entender, compreender ou aceitar esse conceito.[7]

Quando Jesus ensina sobre aceitar ou entender "este conceito", ao que ele se refere? À afirmação que seus discípulos acabaram de fazer: "Se essa é a condição do homem relativamente à sua mulher, não convém casar [ou seja, 'é melhor não casar']" (v. 10).[8] É útil reconhecer que a palavra grega traduzida como "melhor" também pode significar "vantajoso". Portanto, a declaração de Jesus, no versículo 11, pode ser parafraseada da seguinte maneira: "Nem todos podem *entender* esta palavra — que é *vantajoso* não se casar —, mas apenas aqueles a quem o *entendimento* foi dado".

Jesus não está afirmando que a solteirice é *comparativamente* melhor do que o casamento, como alguns poderiam acreditar; ao contrário, à luz do Reino dos Céus, a solteirice é tão *vantajosa* quanto o casamento. Esta era a realidade: nenhum judeu do primeiro século precisava ser convencido de que o casamento era vantajoso. No entanto, poucos eram de fato capazes de *entender* o ensino bíblico sobre as vantagens da solteirice à luz do Reino dos Céus.

As palavras de Jesus, no versículo 11, nos ajudam a compreender a conclusão do versículo seguinte: "Quem é apto para o admitir admita" (v. 12). Muitos interpretam isso como Jesus estabelecendo uma distinção entre os que têm a capacidade ou o dom de renunciar ao casamento e os que não têm. Não é esse o caso. O que está sendo "aceitado" não é uma capacidade ou um dom de continência, mas o "conceito" de que a solteirice é boa. Em outras palavras, o único dom aqui é o dom do entendimento.

---

[7] John Nolland, *The Gospel of Matthew: A Commentary on the Greek Text* (Grand Rapids: Eerdmans, 2005), p. 776n40.
[8] Carson, Wessel & Liefeld, "Matthew", p. 419; R. T. France, *The Gospel of Matthew* (Grand Rapids: Eerdmans, 2007), p. 723; Craig L. Blomberg, *Matthew* (Nashville: Broadman, 1992), p. 294.

A conclusão de Jesus, no versículo 12, pode ser parafraseada assim: "Quem for capaz de *entender* este *conceito* — de que *é vantajoso não se casar* — que o *entenda*". Temos um desafio semelhante sobre o Reino dos Céus em Mateus 13.9: "Quem tem ouvidos para ouvir, ouça".[9]

Em Mateus 13.10, os discípulos perguntam a Jesus por que ele falava à multidão por meio de parábolas. A resposta foi uma referência a Isaías 6.9: "Ouvireis com os ouvidos e de nenhum modo entendereis; vereis com os olhos e de nenhum modo percebereis" (Mt 13.14). Não ouvir era um sinal do juízo de Deus.[10]

Aqueles que não ouvem fazem parte da multidão incapaz de discernir, enquanto os que ouvem são verdadeiros discípulos de Cristo.[11] Nosso Senhor está convidando todos que têm ouvidos para ouvir a "aceitar" e entender que a *solteirice é boa*. Nem todos são chamados a renunciar voluntariamente ao casamento, mas todos são chamados a "aceitar", entender e afirmar que a solteirice, voluntária ou involuntária, é boa.

Mantendo em vista a passagem completa (Mt 19.3-12), vemos que Jesus, sem rodeios, afirma que tanto o casamento bíblico quanto a solteirice bíblica são bons.

SOLTEIRO NA ETERNIDADE

Em Lucas 20, os saduceus, "que dizem não haver ressurreição" (v. 27), tentam enganar Jesus com uma história estranha. Se você se lembra, já analisamos a passagem paralela (Mt 22) em um capítulo anterior. O mais velho de sete irmãos se casa com uma mulher, mas morre sem deixar descendência. A viúva é passada dele para o segundo irmão,

---

9   Compare expressões praticamente idênticas em Mateus 11.15 e 13.43.
10 Veja tb. Jeremias 5.21 e Ezequiel 12.2.
11 John Nolland, *The Gospel of Matthew: A Commentary on the Greek Text* (Grand Rapids: Eerdmans, 2005), p. 531-33.

depois para o terceiro, até o irmão mais novo, pois todos eles morrem sem deixar descendência. Por fim, a esposa morre também.

Tentando confundir Jesus, os saduceus perguntam: "no dia da ressurreição, de qual deles será esposa?" (Lc 20.33) Reduzindo essa história a uma conclusão absurda, eles tentam refutar a ressurreição. Sete maridos compartilhando uma esposa torna a ideia de ressurreição ridícula. Aqui, está a resposta de Jesus:

> Os filhos deste mundo casam-se e dão-se em casamento; mas os que são havidos por dignos de alcançar a era vindoura e a ressurreição dentre os mortos não se casam, nem se dão em casamento. Pois não podem mais morrer, porque são iguais aos anjos e são filhos de Deus, sendo filhos da ressurreição. (vv. 34-36)

Os saduceus supõem com equívoco que a vida ressurreta será igual à vida neste século. Jesus contrasta os filhos deste século, que "casam-se e dão-se em casamento", com os filhos da ressurreição, que "não se casam, nem se dão em casamento". A era atual simplesmente não é como a próxima. Para Darrell Bock, estudioso do Novo Testamento, "casar e ser casado não fazem parte dessa existência futura".[12]

Embora a distinção sexual como homem e mulher continue na eternidade, o casamento como o conhecemos terminará. Se o casamento acabar, o ato sexual também terminará, uma vez que o sexo abençoado por Deus ocorre apenas dentro do casamento. E, se o sexo terminar, os desejos sexuais também terão fim, já que desejos não realizados não fazem parte da nossa realidade consumada (Ap 21.4).

---

12 Darrell L. Bock, *Luke – Vol. 2 (Lc 9:51–24:53)* (Grand Rapids: Baker Academic, 1996), p. 1623.

Não é, no entanto, um retorno à sexualidade do Éden anterior à Queda, mas um cumprimento do plano original de Deus. Assim como a consumação do casamento resulta em satisfação, a consumação da expressão e dos desejos sexuais também resultará em satisfação. A sexualidade, como a conhecemos nos dias atuais, acabará.

Deixe sua mente assimilar essa verdade. O sexo e o casamento não são elementos eternos na Grande História de Deus. Deus criou a instituição do casamento com um propósito: para que os seres humanos fossem fecundos e se multiplicassem (Gn 1.28). Nos novos céus e nova terra, não haverá mais necessidade de sermos fecundos e nos multiplicarmos.

Com o mistério do casamento revelado no banquete de casamento do Cordeiro (Ef 5.32; Ap 19.6-9), a sombra do casamento terreno dará lugar à realidade suprema de Cristo plenamente unido à Igreja! Nosso anseio por companhia, que pode ser, em alguma medida, satisfeito pelo casamento (Gn 2.18-25), será completamente satisfeito por Deus e pela verdadeira e eterna família de crentes.[13]

A ausência de casamento e sexo não significa que a vida e os relacionamentos na ressurreição estarão em um nível inferior aos da presente era. O céu não consistirá em uma vida ascética de negação. Pelo contrário, na vida consumada, os eleitos estarão na plenitude da glória de Deus, adorando em conjunto com o corpo de Cristo e experimentando um tipo de existência muito maior do que qualquer coisa do presente. A ausência de casamento no céu comunica que nenhum relacionamento humano pode brilhar sequer como um lampejo momentâneo diante da luz deslumbrante de nosso Deus majestoso e todo-poderoso![14]

Vou repetir: em vez de pensar na solteirice como um estado temporário antes do casamento, pense no casamento como um estado temporário antes da eternidade. A presença de pessoas casadas e solteiras

---

13 Robert H. Stein, *Luke* (Nashville: Broadman, 1992), p. 502.
14 Danylak, *Redeeming Singleness*, p. 165.

na igreja nos lembra de que estamos entre eras. Como explica Barry Danylak: "As pessoas casadas são necessárias, porque a igreja ainda faz parte da era atual. As pessoas solteiras, contudo, nos lembram de que a era espiritual já foi inaugurada em Cristo e aguarda a consumação iminente".[15]

QUEM DISSE: "É BOM"?

O debate mais longo sobre solteirice nas Escrituras é o ensino de Paulo em 1 Coríntios 7. As palavras de Paulo são cruciais ao se examinar a teologia bíblica da solteirice. Como é de costume, essa passagem não está isenta de dificuldades de interpretação. Comecemos com a segunda metade do versículo 1: "Quanto ao que me escrevestes, é bom que o homem não toque em mulher".

A afirmação é de Paulo ou dos coríntios? O consenso parece ser de que a segunda metade do versículo *não* é de Paulo. Pelo contrário, ele está citando uma carta anterior dos coríntios. Algumas traduções da Bíblia até colocam a frase entre aspas. No entanto, a inclusão de aspas é uma decisão interpretativa, já que essa pontuação não está presente nos manuscritos gregos.

Para os defensores de que estas não são palavras de Paulo, o argumento é de que um pequeno grupo de cristãos excessivamente zelosos estava desprezando as relações sexuais e o casamento, de maneira que Paulo precisou corrigir o extremismo ascético deles. Grande parte do argumento se baseia na suposta implausibilidade de Paulo ter escrito esta afirmação: "É bom para o homem não ter relações sexuais com a mulher".[16]

---

15 Barry Danylak, *A Biblical Theology of Singleness* (Cambridge: Grove, 2007), p. 27.
16 Danylak, *Redeeming Singleness*, p. 178.

Por que isso é importante? Se os coríntios estavam promovendo a abstenção absoluta de sexo e casamento, Paulo precisou corrigir esse erro, incentivando-os a se casar e a desfrutar da intimidade sexual dentro do casamento. Isso é bom, certo? De fato, o casamento e a intimidade conjugal são bons, mas isso implica que o oposto, a castidade na solteirice, *não* seria bom. Isso seria bom apenas para alguns, os "chamados" com o "dom".

Após uma análise mais aprofundada, a carta de Paulo não apresenta muitas evidências de que o ascetismo fosse um problema nesse corpo nascente de crentes. Os crentes de Corinto se gabavam de praticar incesto e promoviam a prostituição (1Co 5.1; 6.15). Paulo os exortou a "fugir" e "não praticar imoralidade" (1Co 6.18; 10.8). Além disso, esse corpo de crentes era composto por muitos que tinham sido sexualmente imorais, adúlteros e praticantes de homossexualidade (1Co 6.9, 11).

O fato é que a igreja de Corinto era predominantemente composta por convertidos gentios, que talvez ainda não houvessem se livrado por completo de sua compreensão secular de casamento, sexualidade e solteirice.[17] No mundo greco-romano, as prostitutas proporcionavam prazer, enquanto as esposas apenas geravam filhos.

Esposas e filhos eram considerados um fardo. No primeiro século, o casamento e a procriação haviam perdido popularidade, e os homens tinham vidas de devassidão. Alguns homens casados faziam sexo com prostitutas e não com suas esposas, evitando a responsabilidade de ter mais filhos legítimos (1Co 7.2-5).[18]

Alguns sugeriram que os sexualmente imorais e os sexualmente ascetas adoravam lado a lado em Corinto.[19] Entretanto, é altamente imprová-

---

17 Ibid., p. 182-85.
18 Barry Danylak, *Secular Singleness and Paul's Response in 1 Corinthians 7* (tese de doutorado apresentada na Universidade de Cambridge; Cambridge, Reino Unido, 2011), p. 152-55.
19 Dale B. Martin, *The Corinthian Body* (New Haven: Yale University Press, 1995), p. xv.

vel que dois estilos de vida diametralmente opostos pudessem coexistir em um grupo de crentes de tamanho moderado.[20] Além disso, não há nenhum sinal no texto de que Paulo tenha parado de falar ao grupo de sexualmente imorais em 1 Coríntios 6 e passado a falar ao grupo de sexualmente ascetas em 1 Coríntios 7. Além disso, o uso de *porneia* [imoralidade sexual] em 1 Coríntios 6.18 e 1 Coríntios 7.2 sugere continuidade, e não descontinuidade entre os dois capítulos.

Então, qual era o problema em Corinto? Os coríntios sexualmente imorais abraçavam uma compreensão secular da sexualidade e acreditavam na mentira de que o casamento e os filhos eram um fardo.[21] Paulo incentivou os homens solteiros e promíscuos a considerarem o casamento como o único contexto adequado para o sexo (1Co 7.2). Ele desafiou os casados — sobretudo, os homens que se entregavam a relações extraconjugais e evitavam o sexo com suas esposas — a serem fiéis e a pararem de privar suas esposas dos direitos conjugais (1Co 7.3-5).

Em outras palavras, Paulo estava exortando os crentes de Corinto à sexualidade santa: castidade na solteirice e fidelidade no casamento. Ambos são bons. Porém, e o dom que Paulo menciona nesse capítulo? O que exatamente ele é ou não é?

UM DOM MAL INTERPRETADO

Presentes são uma parte inseparável de nossa vida: aniversários, Natal, formaturas, casamentos, nascimentos, entre outros. Todo ano recebemos uma infinidade de presentes e, sendo honestos, até aprendemos a avaliá-los e classificá-los. Guardamos os bons e repassamos os demais para outras pessoas. Lamentavelmente, essa mentalidade

---

20 Walter Schmithals, *Gnosticism in Corinth,* trad. John E. Steely (Nova York: Abingdon, 1971), p. 221-22, 387-88.
21 Danylak, *Secular Singleness,* p. 3.

distorceu a base de nossa compreensão sobre o que nos é dado por Deus, os dons.

Em sua graça, Deus concedeu aos crentes muitos dons imerecidos: o Espírito Santo (At 2.38; 10.45); a justificação (Rm 3.24; 5.15-17); a vida eterna (Rm 6.23); e a fé (Ef 2.8). Além disso, uma variedade de outros dons é concedida pelo poder do Espírito Santo: sabedoria, conhecimento, fé, cura, milagres, profecia, discernimento, línguas e interpretação, citando apenas alguns (1Co 12.8-11).

Paulo, sob uma evidente perspectiva de solteiro, afirma em 1 Coríntios 7.7: "Quero que todos os homens sejam tais como também eu sou; no entanto, cada um tem de Deus o seu próprio dom; um, na verdade, de um modo; outro, de outro". Esse pode ser um dos dons mais mal interpretados e menos apreciados. O que exatamente é esse dom? Antes de responder, determinemos o que o dom *não* é. Mas esteja pronto. Provavelmente, você ficará surpreso com o quão mal entendemos esse dom.

Esse dom não é um chamado ou uma vocação

Muitos, com base em 1 Coríntios 7, entendem a solteirice como um chamado e vocação, mas — de modo surpreendente, talvez — isso está incorreto. Permita-me esclarecer. A palavra "*vocação*" tem suas raízes no latim *vocatio*, que significa "chamado". A palavra grega traduzida como "chamado" [*kaleo*] aparece nove vezes em 1 Coríntios 7. Quando olhamos em específico para a seção de Paulo sobre chamado, percebemos que o uso de *chamado* não se refere a um chamado à solteirice, mas sim ao chamado da salvação.[22]

---

22 Gordon D. Fee, *The First Epistle to the Corinthians* (Grand Rapids: Eerdmans, 1987), p. 309.

> Foi alguém chamado, estando circunciso? Não desfaça a circuncisão. Foi alguém chamado, estando incircunciso? Não se faça circuncidar. A circuncisão, em si, não é nada; a incircuncisão também nada é, mas o que vale é guardar as ordenanças de Deus. Cada um permaneça na vocação em que foi chamado. Foste chamado, sendo escravo? Não te preocupes com isso; mas, se ainda podes tornar-te livre, aproveita a oportunidade. Porque o que foi chamado no Senhor, sendo escravo, é liberto do Senhor; semelhantemente, o que foi chamado, sendo livre, é escravo de Cristo. Por preço fostes comprados; não vos torneis escravos de homens. Irmãos, cada um permaneça diante de Deus naquilo em que foi chamado. (vv. 18-24)

Além do chamado à salvação, um chamado é geralmente entendido como algo dado apenas a algumas pessoas particulares para cumprirem um ofício ou dever específico (Hb 5.4). A solteirice não é um ofício nem um dever. Contudo, em 1 Coríntios 7.18-24, Paulo fala sobre ser circuncidado ou incircuncidado, ser escravo ou livre. Como podemos ver, essas condições de vida são, na verdade, bastante comuns e ordinárias.

Portanto, no trecho em destaque, Paulo não afirma que a solteirice é um chamado único ou uma vocação para pessoas especialmente escolhidas. Então, o que Paulo está tentando comunicar quando menciona essa *condição* de solteirice e o *chamado* da salvação? A resposta se relaciona ao meu próximo ponto.

Esse dom não é necessariamente para toda a vida

Alguns cristãos devotos e piedosos, de fato, recebem um chamado especial para a castidade na solteirice por toda a vida. No entanto, a solteirice vista em 1 Coríntios 7 não é necessariamente algo permanente. Supõe-se que os versículos 17 e 24 se refiram à solteirice por toda a vida: "Ande cada um segundo o Senhor lhe tem distribuído, cada um conforme Deus o tem chamado"; e: "cada um permaneça diante de Deus naquilo em que foi chamado".

Colocados em contexto, esses versículos (vv. 17-24) vêm após o debate de Paulo sobre o crente se divorciar de um cônjuge descrente ou permanecer casado (vv. 12-16). Assim como o crente deve permanecer na condição em que foi salvo, deve permanecer casado com o cônjuge descrente. A única coisa mais importante do que essa difícil condição de vida é o chamado do crente para a salvação.

Paulo não está ordenando que os solteiros fiquem eternamente presos ao estado de solteirice; ele está dizendo que a conversão a Cristo eclipsa por completo essa condição. O chamado à salvação de Deus torna essencialmente irrelevante a necessidade de mudar a própria condição: casado ou solteiro, circuncidado ou incircuncidado, escravo ou livre.[23]

Para a maioria das pessoas, 1 Coríntios 7 contém o ensino de Paulo sobre o *celibato*. Richard Sipe, autor de vários livros sobre celibato, define "celibato" como uma vocação voluntária e vitalícia de abstenção do casamento e sexo.[24] No entanto, em 1 Coríntios 7, a solteirice não é um chamado ou vocação especial. Tampouco Paulo está exortando as pessoas a se comprometerem com a solteirice para o resto da vida.

A maioria dos cristãos solteiros que conheço não são chamados para o celibato vitalício, mas se encontram no estado mais comum de solteirice *involuntária*. Espero abordar esse fenômeno e, por essa razão, prefiro o termo "solteirice" (estado voluntário ou involuntário), em vez de "celibato" (vocação voluntária). Além disso, o termo "solteirice" representa mais de perto a palavra grega *agamos* ["não casado"] usada por Paulo ao longo de 1 Coríntios 7.

---

23 Ibid., p. 309-11; David E. Garland, *1 Corinthians* (Grand Rapids: Baker Academic, 2003), p. 299.
24 A. W. Richard Sipe, *Celibacy in Crisis: A Secret World Revisited* (Nova York: Routledge, 2003), p. 29-39.

Para muitos, o celibato vitalício é a única opção para crentes com atração por pessoas do mesmo sexo. Embora não devamos promover o casamento bíblico como o prêmio principal (como faziam no passado alguns ministérios para ex-gays), também não devemos desconsiderar a possibilidade de que Deus possa fazer o improvável.

Exigir o celibato vitalício de pessoas com atração pelo mesmo sexo com base na premissa falsa de que o casamento bíblico é impossível para elas não permite que Deus seja Deus, o único que determina o futuro. Não há nada de errado em orar para que Deus nos dê um cônjuge. Devemos, no entanto, aprender com Jesus quando ele orou no Getsêmani: "Entretanto, não se faça a minha vontade, mas a tua" (Lc 22.42).

É melhor para nós, solteiros, vivermos com as mãos abertas, permitindo que Deus nos conceda a condição de vida de acordo com sua sabedoria infinita e seu amor abundante por nós.

Esse dom não é uma capacidade especial para desfrutar a solteirice

Costumo escutar a seguinte explicação sobre o dom da solteirice: se uma pessoa está feliz sendo solteira, ela tem esse dom; se ela quer se casar, ela não o tem.[25] Isso reduz o dom de Deus a um sentimento ou desejo subjetivo.[26] O desejo por um dom não significa que a pessoa o tenha; tampouco a aversão ao dom significa que a pessoa não o tenha. As emoções humanas não podem ser o fator determinante para nenhum dom de Deus.

Paulo, em Efésios 2.8, explica que a fé é um dom de Deus. Quando os santos são perseguidos por sua fé e sofrem por causa de Cristo, é a emoção de felicidade que determina a grande fé deles? Além disso, o

---

25 C. Peter Wagner, *Your Spiritual Gifts Can Help Your Church Grow*, ed. rev. (Ventura: Regal, 2012), p. 63.
26 Albert Y. Hsu, *Singles at the Crossroads: A Fresh Perspective on Christian Singleness* (Downers Grove: InterVarsity, 1997), p. 50-51.

dom de Deus não deve ser visto como uma maneira de evitar o sofrimento e ser feliz. A profecia também é um dom (Rm 12.6), mas vários profetas do passado experimentaram muito desgosto e sofrimento. Deus está mais preocupado com nossa santidade do que com nossa felicidade.

Esse dom não é uma continência sexual

A libido ativa, para David Garland, é "um claro sinal de que o celibato não é para a pessoa".[27] Isso implica que apenas alguns que têm o dom da continência são capazes de exercer domínio próprio. Todos os outros são incapazes de resistir às tentações sexuais, devendo se casar.

Fugir da tentação sexual, porém, não é um dom seletivo ou exclusivo para alguns. O Espírito Santo habita em todos os crentes e é a causa e o meio pelo qual o pecado é mortificado.[28] Mesmo os casados devem mortificar as tentações ao sexo ilícito. O domínio próprio não é um dom espiritual, e sim um sinal de maturidade cristã (Gl 5.23).

Será que o casamento é o remédio para o homem ou mulher com um sério vício em pornografia? Muitos tomam as palavras de Paulo fora de contexto: "Melhor é casar-se do que abrasar-se de desejo" (1Co 7.9). Os coríntios estavam desprezando o casamento e se envolvendo em sexo extraconjugal. Paulo os repreendeu por sua falta de domínio próprio, motivando-os a considerar o casamento como uma boa opção.

Ao falar com jovens de ensino médio e faculdade, com frequência, digo às moças que, se o namorado delas deseja se casar o mais rápido possível por não querer "abrasar-se de desejo", elas devem correr o mais rápido possível de tal homem tão deficiente em domínio próprio. O mesmo se aplica aos rapazes que são pressionados pelas namoradas a se

---

27 David E. Garland, *1 Corinthians* (Grand Rapids: Baker Academic, 2003), p. 273.
28 John Owen, "Of the Mortification of Sin in Believers", em *Overcoming Sin and Temptation,* ed. Kelly M. Kapic & Justin Taylor (Wheaton: Crossway, 2006), p. 47 [edição em português: *A Mortificação do Pecado* (São Paulo: Vida, 2005)].

casarem logo para poderem ter relações sexuais. Querer fazer sexo não é o motivo certo para se casar.

A razão correta para se casar deve ocorrer quando um rapaz está disposto a se entregar por sua futura esposa, como Cristo fez pela igreja (Ef 5.25), ou quando uma moça percebe que se unir ao seu futuro marido trará grande glória a Deus e amplificará exponencialmente a eficácia de ambos em refletir e proclamar o Evangelho. Simplificando: a falta de domínio próprio *antes* do casamento significa falta de domínio próprio *no* casamento.

Esse dom não é um dom espiritual

Em 1 Coríntios 7.7, Paulo afirma: "cada um tem de Deus o seu próprio dom". Várias palavras, no Novo Testamento, transmitem o significado de "dom". Dois termos comuns são *doron* e *dorea*. No entanto, neste versículo, o apóstolo usa uma palavra diferente, *charisma*, derivada da palavra grega para "graça" [*charis*], ou seja, "dom da graça".[29]

Paulo usa essa mesma palavra para descrever dons espirituais como profecia, ensino, milagres e cura (Rm 12.6-8; 1Co 12.8-11, 28-31). No passado, eu pensava que esse dom, em 1 Coríntios 7.7, era um dom espiritual. Entretanto, após investigar mais, fiquei surpreso com o que encontrei.

Quando Paulo começa sua análise sobre os dons espirituais em 1 Coríntios 12, deixa claro não estar debatendo sobre dons comuns, e sim sobre questões espirituais [*pneumatikos*]. Além disso, esses dons espirituais são diferentes de outros, pois são capacitados pelo Espírito Santo e são manifestações dele (vv. 6-7). No entanto, ao se referir ao dom em 1 Coríntios 7, Paulo não menciona o Espírito Santo.

---

29 David E. Garland, *1 Corinthians* (Grand Rapids: Baker Academic, 2003), p. 271.

Os dons espirituais, além disso, são *funcionais* em 1 Coríntios 12: cada um realiza uma tarefa ou ministério específico e único. O dom de profecia cumpre a tarefa de profetizar, o dom de ensino cumpre a tarefa de ensinar e assim por diante. A solteirice, no entanto, não cumpre uma tarefa ministerial única. Na igreja, os solteiros geralmente podem exercer a maioria — senão todas — as funções ministeriais que as pessoas casadas exercem.[30]

Se esse dom de 1 Coríntios 7.7 não é uma vocação, uma condição vitalícia, um prazer, uma continência sexual nem um dom espiritual, o que é? Ele é apenas um dom de Deus, ou seja, a solteirice é simplesmente boa. Não há necessidade de interpretar mais do que isso.

UM SIMPLES DOM

Paulo, em Romanos 6.23, afirma: "porque o salário do pecado é a morte, mas o dom gratuito de Deus é a vida eterna em Cristo Jesus, nosso Senhor". Na passagem, Paulo escreve que a vida eterna é um *charisma*, a mesma palavra usada em 1 Coríntios 7.7. A vida eterna não é um chamado para uma tarefa específica, e sim uma condição objetiva de ter sido "liberto do pecado" (Rm 6.22).

Para Paulo, entretanto, o dom "não é como no caso em que somente um pecou; porque o julgamento derivou de uma só ofensa, para a condenação; mas a graça transcorre de muitas ofensas, para a justificação" (Rm 5.16). O *charisma* aqui é a justificação, a condição objetiva de ser creditado com a justiça do próprio Cristo.

Esses dois dons — vida eterna e justificação — não são dados apenas a poucos cristãos, mas a todos os que receberam o chamado para a salvação. Embora esses dons tenham um valor inefável, não são "especiais" no sentido de que apenas alguns crentes os possuem.

---

30 Hsu, *Singles at the Crossroads*, p. 56-58.

O dom mencionado por Paulo em 1 Coríntios 7.7 não precisa ser tão espiritualizado. Não devemos fazer o texto dizer mais do que diz. De forma bem simples: a solteirice é um dom. Ela é boa; não é nada especial, nada complicado, nada fora do comum. Pode ser que Paulo, intencionalmente, não tenha explicado muito sobre esse dom *porque não há muito o que explicar.*

A solteirice é simplesmente um dom que é bom. Quando pensamos que ela é algum dom espiritual especial, continuamos a procurar aspectos da solteirice ou habilidades especiais que, de alguma forma, a magnifiquem. Paulo pode estar apenas afirmando que a solteirice, por si só, é boa.

Lembre-se novamente da declaração de Paulo: "cada um tem de Deus o seu próprio dom; um, na verdade, de um modo; outro, de outro". Para Albert Hsu, autor de *Singles at the Crossroads* [Solteiros na encruzilhada], as palavras de Paulo parecem comunicar dois dons mutuamente excludentes. Ele conclui que Paulo está comunicando que a solteirice é um dom e o casamento é um dom. Ambos são bons!

Nenhum é melhor ou pior do que o outro. Na verdade, a visão de que a solteirice é um dom "especial" cria um falso sistema de dois níveis para pessoas não casadas: as que possuem o dom especial da solteirice são mais espirituais; as desprovidas desse dom devem esperar até se casar.[31]

A realidade é que a maioria se casará. Mas, a qualquer momento, alguns serão solteiros, seja porque nunca se casaram, seja porque ficaram viúvos ou se divorciaram. A solteirice é um dom para todos pelo menos uma vez na vida. Como Paulo descreve, seja qual for nossa condição de vida — casados, solteiros, circuncisos, incircuncisos, escravos ou livres —, o que realmente importa é o nosso chamado para a salvação, que torna as potenciais dificuldades de qualquer condição de vida essencialmente irrelevantes.

---

31 Ibid., p. 58, 60-61.

Alguns pastores se aproximaram de mim e expressaram preocupação com a minha ênfase sobre a solteirice ser boa. Segundo eles, isso reflete uma mentalidade mundana, que denigre o casamento e celebra o estilo de vida livre e sem compromisso associado à solteirice.

Esses líderes geralmente lamentam a abundância de rapazes solteiros na igreja que são irresponsáveis, imaturos e têm medo de compromisso. Esses pastores defendem com veemência o casamento e a família. Eles acreditam que a solução deve ser que esses rapazes parem de fugir da responsabilidade e se casem.

Eu também lamento que muitos rapazes em nossas igrejas sejam irresponsáveis, imaturos e tenham medo de compromisso. Concordo que a celebração mundana da solteirice secular — isto é, dos múltiplos relacionamentos inconsequentes e do sexo pré-marital — não é apenas incorreta, mas também pecaminosa. No entanto, não acredito que a principal solução seja fazer esses jovens se casarem o mais rápido possível. Isso poderia ser um desastre.

Aquilo de que esses rapazes precisam é nascer de novo. E, se afirmam ser cristãos, precisam ser discipulados e desafiados a se tornarem discípulos piedosos e maduros. O problema não é a solteirice. O verdadeiro problema é não ser um verdadeiro seguidor de Jesus Cristo, um verdadeiro homem ou mulher de Deus.

Ser solteiro é um dom. Ser casado também. Assim como a salvação é entendida como um bom dom de Deus, tanto a solteirice quanto o casamento são bons dons dele. Como isso é possível? Ser solteiro é um dom simplesmente por causa do nosso glorioso e maravilhoso chamado para Cristo, o nosso chamado imerecido da salvação!

Se você é solteiro, então, à luz dessas verdades, você pode saber que sua solteirice é um dom de Deus. E o que significa ser solteiro como um dom de Deus? Paulo explica que ser solteiro nos liberta de certas ansiedades para que possamos "agradar ao Senhor" (1Co 7.32).

A solteirice permite que nos consagremos "desimpedidamente ao Senhor" (v. 35), se assim escolhermos. Assim como um casamento bem vivido glorifica a Deus, a solteirice bem vivida também o glorifica. A questão real não é se você tem o dom, mas se você percebe que a solteirice *é* boa e é *para* seu bem. A solteirice é uma oportunidade de amar a Cristo e servir à sua igreja com consagração desimpedida.

Entender a solteirice como um dom significa que você não precisa ser especial ou ter um chamado especial para saber que o estado de solteirice é bom. Além disso, você pode ter o dom da solteirice e desejar se casar. O dom da solteirice não significa necessariamente que será para a vida toda. Também não significa que será fácil ou que você sempre estará feliz. Será difícil, assim como o casamento também é! No entanto, as provações e dificuldades não diminuem o valor de nenhum dos dois.

Viver a solteirice como um dom não significa que você não lutará com tentações sexuais ou com a solidão. Ambas são realidades da vida, não apenas para a mulher ou o homem solteiros. Em 1 Coríntios 7, esta é a mensagem principal de Paulo: seja qual for a condição de vida em que nos encontramos — casados ou solteiros —, o que realmente importa é nosso chamado à salvação, nosso chamado para Cristo. Essa realidade deve ser nossa âncora diária em meio a todas as tempestades da vida.

14
FAMÍLIA ESPIRITUAL

FRATERNIDADE ETERNA

Se você foi adolescente nos anos 1980, é bem provável que conheça o filme *Conta Comigo*. É uma história ambientada no interior do Oregon, em que os personagens se desenvolvem ao longo do filme. Quatro garotos vão atrás de um menino desaparecido, que tinha ido colher mirtilos e, provavelmente, foi atropelado e morto por um trem.

O filme começa com Gordie, o personagem principal, na fase adulta, lendo um artigo de jornal sobre Chris, seu melhor amigo de infância. Chris foi fatalmente esfaqueado em um restaurante *fast-food* enquanto tentava apartar uma briga. Narrado por Gordie, o filme é um *flashback* que volta a 1959, ao fim de semana do Dia do Trabalho, quando ocorreu a aventura que definiu a vida desses quatro jovens amigos.

Na última cena, é revelado que Gordie, agora um escritor bem-sucedido, escreve esse relato nostálgico. Na tela de um computador antigo dos anos 1980, ele digita as últimas frases refletindo sobre seu velho amigo Chris:

> Ele foi esfaqueado na garganta. Morreu quase instantaneamente. Embora eu não o tivesse visto por mais de dez anos, sei que sentirei sua falta para sempre. Nunca mais tive amigos como os que tive aos 12 anos... alguém teve?[1]

Há algo de inocente e puro nas amizades da infância, antes que os interesses amorosos e os romances surjam e tirem a prioridade desse tipo de laço especial. Nessa idade, nosso coração fica à flor da pele e temos todo o tempo do mundo um para o outro. Apertos de mãos secretos. Promessas de sermos melhores amigos para sempre. Há um senso de idealismo e beleza na amizade juvenil.

À luz da sexualidade santa — castidade na solteirice e fidelidade no casamento —, muitos de nós, que temos atração por pessoas do mesmo sexo, ainda nos encontramos solteiros, mas desejamos experimentar a alegria de um relacionamento com compromisso. Embora o casamento não seja a cura para a solidão, ainda temos um desejo legítimo de intimidade e comunhão. Qual é a melhor maneira de suprir essas necessidades? Devemos procurar um "melhor amigo espiritual para sempre"? A resposta seria buscar uma amizade de aliança para o resto da vida, até que a morte nos separe?

É quase impossível mensurar o valor de um bom amigo. Deus nos abençoa com esses relacionamentos vivificantes para nos edificar e fazer crescer. Assim como outras bênçãos, devemos administrar bem esses dons. Embora indivíduos com atração por pessoas do mesmo sexo precisem discernir desejos sexuais e românticos que são pecaminosos — como qualquer outra pessoa —, os desejos por amizades saudáveis e platônicas entre pessoas do mesmo sexo não devem ser temidos ou

---

1 *Stand by me* [Conta comigo], direção de Rob Reiner, 1986.

reprimidos. Deus deu a todos nós um desejo saudável por amizades do mesmo sexo.

Os homens, infelizmente, foram condicionados a acreditar que qualquer intimidade ou afeto para com outro homem é um sinal de fraqueza ou de que são gays. Nos anos 1980, Magic Johnson, a estrela do LA Lakers, e Isiah Thomas, jogador do Detroit Pistons, se abraçavam no meio de quadra com um beijo na bochecha antes de jogar. Não é de surpreender que muitos os chamaram de gays. Um sinal trágico dos nossos tempos é termos diminuído e desvalorizado as amizades saudáveis entre pessoas do mesmo sexo. Homens adultos não podem mais demonstrar afeto por outros homens, como se o amor e a intimidade fossem reservados apenas para o casamento e para o sexo.

Muitos homens cristãos têm um medo profundo de construir uma amizade piedosa com um irmão cristão com atração por pessoas do mesmo sexo, com receio de que isso possa se tornar inapropriado. Sou muito grato pelos grandes irmãos no Senhor que caminharam comigo de maneira ousada e profunda em minha jornada em direção ao nosso Salvador. Eu precisava reaprender a amar outros homens da maneira como Deus planejou — não de forma sexual ou romântica, mas de forma que honre a Deus e me ajude a morrer para mim mesmo a cada dia.

Então, como a Bíblia expressa um relacionamento saudável e que honre a Deus sem ser sexual nem romântico?

A BÍBLIA E OS RELACIONAMENTOS

O conceito de amizade é mencionado em alguns lugares nas Escrituras. Abraão é chamado de amigo de Deus (2Cr 20.7; Is 41.8; Tg 2.23). O rei Salomão falou muito bem da amizade: "Em todo tempo ama o amigo" (Pv 17.17). Ele até comparou amigos com família: "Há amigo mais chegado do que um irmão" (Pv 18.24). Na noite antes de sua crucificação, Jesus disse aos seus discípulos: "Vós sois meus amigos, se fazeis o que eu vos mando. Já não vos chamo servos [...] mas tenho-vos chamado amigos" (Jo 15.14-15).

O relacionamento entre Davi e Jônatas é um dos laços de companheirismo mais celebrados entre dois homens na Bíblia. Alguns ativistas gays tentaram erroneamente erotizar o amor deles.[2] Esses ativistas apontam para 2 Samuel 1.26, onde o afeto de Jônatas por Davi é descrito como "ultrapassando o amor de mulheres". Contudo, só porque dois homens se amam, não significa que sejam amantes. Além disso, é bem evidente pelo registro bíblico que o problema de Davi não eram os homens, e sim as mulheres!

É lamentável que hoje o amor entre dois homens, por vezes, signifique nada mais do que um relacionamento sexual ou romântico entre pessoas do mesmo sexo. Será que dois homens não podem se amar profundamente sem suposições de que sejam gays? O amor é, de fato, equivalente ao sexo? Quantas pessoas você conhece que estão fazendo sexo, mas não se amam de verdade? Não importa o que o mundo diga, amor *não* é igual a sexo.

A lealdade entre Davi e Jônatas, de fato, foi especial e altruísta, ligada por "aliança perante o Senhor" (1Sm 23.18). Mas que tipo de aliança era essa? Evidências mostram que não poderia ter sido uma aliança matrimonial, como alegam os ativistas gays. Segundo Robert Gagnon, autor de *The Bible and Homossexual Practice* [A Bíblia e a prática homossexual], a aliança entre Davi e Jônatas não era um casamento, mas tinha aspectos sociopolíticos e familiares.

---

2 Tom Horner, *Jonathan Loved David: Homosexuality in Biblical Times* (Filadélfia: Westminster, 1978), p. 26–39; John Boswell, *Same-Sex Unions in Premodern Europe* (Nova York: Vintage, 1995), p. 135-37; Daniel A. Helminiak, *What the Bible Really Says about Homosexuality,* ed. rev. (Tajique: Alamo Square, 2000), p. 123-27; Saul M. Olyan, "'Surpassing the Love of Women': Another Look at 2 Samuel 1.26 and the Relationship of David and Jonathan", em *Authorizing Marriage? Canon, Tradition, and Critique in the Blessing of Same-Sex Unions,* ed. Mark D. Jordan (Princeton: Princeton University Press, 2006), p. 7-16.

FAMÍLIA ESPIRITUAL

Não era incomum que dois líderes políticos de poder aproximadamente igual expressassem amor um pelo outro. Hirão, rei de Tiro, "sempre tinha amado a Davi" (1Rs 5.1, ARC). Além disso, Jônatas tirou sua capa e armadura e as deu a Davi, junto com "a espada, o arco e o cinto" (1Sm 18.4). Essa expressão de admiração, afeto e lealdade simbolizava que Jônatas transferia voluntariamente sua posição de herdeiro do trono para Davi.[3]

Essa relação de aliança também foi uma expressão de amor e compromisso familiares. Davi chama seu amigo falecido de "meu irmão Jônatas" (2Sm 1.26). Além disso, em 1 Samuel 18.1, "a alma de Jônatas se ligou com a de Davi". Essa expressão distinta de "alma ligada a alma" é encontrada na Bíblia em outra ocasião. Em Gênesis 44.30, Judá afirma que a alma de seu pai, Jacó, está ligada à alma de seu irmão mais novo, Benjamim. Essa expressão transmite uma forte forma de amor entre dois membros de uma família.

Embora o aspecto sociopolítico esteja presente na relação de Davi e Jônatas, é evidente que a associação deles ia além do mero poder, posição ou aliança. Eles eram grandes amigos, até mesmo melhores amigos. No entanto, curiosamente, o termo "amigo" está ausente nos textos narrativos sobre Davi e Jônatas. O Novo Testamento não menciona a amizade idealizada entre eles.

Isso não significa que eles não fossem amigos. Eles, de fato, eram! Mas talvez os escritores bíblicos não quisessem nossa idealização. Em vez disso, as Escrituras comunicam que o relacionamento deles era mais do que uma amizade. Jônatas pede a Davi: "Se eu, então, ainda viver, porventura, não usarás para comigo da bondade do Senhor, para que

---

[3] Robert A. J. Gagnon, *The Bible and Homosexual Practice: Texts and Hermeneutics* (Nashville: Abingdon, 2001), p. 146-54 [edição em português: *A Bíblia e a Prática Homossexual* (São Paulo: Vida Nova, 2021)].

não morra? Nem tampouco cortarás jamais da minha casa a tua bondade" (1Sm 20.14-15).

Esse amor não era apenas entre dois homens, mas também entre duas casas agora unidas pela aliança deles. Em outras palavras, Davi e Jônatas eram uma nova *família*; eram melhores amigos e *irmãos* muito próximos. A razão pela qual as Escrituras não se aprofundam mais sobre a amizade pode ser que Deus já tenha estabelecido algo maior e mais duradouro.

SOMOS UMA FAMÍLIA

Sem dar grande atenção à amizade, o Antigo Testamento coloca uma ênfase explícita na família e nos parentes de sangue. Para o israelita antigo, a identidade pessoal estava ligada ao parentesco com três grandes círculos concêntricos: a casa, o clã e a tribo.[4] Na maioria das vezes, os relacionamentos mais confiáveis e íntimos no Antigo Testamento eram entre membros da família e parentes de sangue.

Jesus, no Novo Testamento, traz palavras fortes sobre os relacionamentos familiares. Por exemplo, vemos em Mateus 10.35-37 (Lc 14.26-27):

> Pois vim causar divisão entre o homem e seu pai; entre a filha e sua mãe e entre a nora e sua sogra. Assim, os inimigos do homem serão os da sua própria casa. Quem ama seu pai ou sua mãe mais do que a mim não é digno de mim; quem ama seu filho ou sua filha mais do que a mim não é digno de mim.

---

4 Barry Danylak, *Redeeming Singleness: How the Storyline of Scripture Affirms the Single Life* (Wheaton: Crossway, 2010), p. 64.

FAMÍLIA ESPIRITUAL

Dois capítulos adiante, no mesmo evangelho, a mãe e os irmãos de Jesus vão até ele. Quando lhe dizem que sua família queria falar com ele, Jesus responde: "Quem é minha mãe e quem são meus irmãos?" (Mt 12.48; Mc 3.33; Lc 8.20-21). Será que Jesus rompe com o Antigo Testamento e declara que a família deixou de ser boa?

A resposta é encontrada quando Jesus aponta para seus discípulos e diz: "Eis minha mãe e meus irmãos. Porque qualquer que fizer a vontade de meu Pai celeste, esse é meu irmão, irmã e mãe" (Mt 12.49-50). Jesus não está rejeitando a família. Pelo contrário, ele está exaltando algo ainda maior do que a família de sangue e os amigos: a "família espiritual". Em outras palavras, os laços da *família espiritual* são mais profundos do que os laços de família de sangue e amigos.

As famílias compostas por marido, esposa e filhos são, na verdade, bênçãos momentâneas apenas desta era. Na consumada era que virá, a família dos redimidos, a Igreja, continuará pela eternidade, para todo o sempre! Em *Casamento Temporário*, John Piper apresenta da melhor forma: "Estou declarando a natureza temporária e secundária do casamento e da família, em contraste com a natureza eterna e primária da Igreja".[5] Que gloriosa imagem do corpo consumado de Cristo!

Para todos os que estão em Cristo, esse conceito de *família espiritual* surge naturalmente da Grande História de Deus: Criação, Queda, Redenção e Consumação. Em Cristo, uma nova comunidade está sendo construída: uma comunidade que não é ligada por relações de sangue (casas, clãs e tribos) nem mesmo por votos matrimoniais. É uma comunidade de judeus e gentios, casados e solteiros, homens e mulheres, jovens e idosos, atraídos por pessoas do sexo oposto e atraídos por

---

5 John Piper, *This Momentary Marriage: A Parable of Permanence* (Wheaton: Crossway, 2009), p. 111 [edição em português: *Casamento Temporário: Uma Parábola de Permanência* (São Paulo: Cultura Cristã, 2022)].

pessoas do mesmo sexo. A nova comunidade é a igreja dos remidos, a verdadeira e eterna família de Deus, unida pelo sangue do Cordeiro!

A entrada na nova família não ocorre por nascimento físico, mas por *novo nascimento* espiritual. A missão da comunidade, sob a Antiga Aliança, era ser parte de uma família física e ter filhos físicos. Mas a missão da nova comunidade, na Nova Aliança, é ser parte da família espiritual e gerar filhos espirituais, fazendo discípulos e expandindo o Reino de Deus.[6]

SENDO ADOTADOS POR DEUS PAI

Existe base bíblica para a amizade com aliança e votos, mas ela é escassa. No entanto, a profundidade e a amplitude das evidências bíblicas sobre a família espiritual são impressionantes. Tudo começa com a paternidade de Deus e nossa adoção.

As ocorrências de Deus como Pai, no Antigo Testamento, são relativamente poucas, cerca de 14.[7] No entanto, "Pai" é o termo favorito de Jesus ao se dirigir a Deus. Nos Evangelhos Sinóticos (Mateus, Marcos e Lucas), Jesus diz "Pai" 65 vezes; em João, mais de cem vezes. Embora os Evangelhos traduzam quase todas as palavras de Jesus pela palavra grega *pater*, em Marcos 14.36, o termo permanece em aramaico, *Abba*, uma palavra afetuosa e íntima, que as crianças usavam para se referir ao pai.[8]

A paternidade de Deus, para Paulo, é o que conecta as doutrinas centrais da redenção e da adoção. Em Gálatas 4.4-6, Paulo escreve:

---

6 Barry Danylak, *A Biblical Theology of Singleness* (Cambridge: Grove, 2007), p. 27-28.
7 Deuteronômio 32.6; 2 Samuel 7.14; 1 Crônicas 17.13; 22.10; 28.6; Salmos 68.5; 89.26; Isaías 63.16; 64.8; Jeremias 3.4, 19; 31.9; Malaquias 1.6; 2.10.
8 Robert H. Stein, "Fatherhood of God", em *Evangelical Dictionary of Biblical Theology*, ed. Walter A. Elwell (Grand Rapids: Baker Books, 1996), p. 247.

> Vindo, porém, a plenitude do tempo, Deus enviou seu Filho, nascido de mulher, nascido sob a lei, para resgatar os que estavam sob a lei, a fim de que recebêssemos a adoção de filhos. E, porque vós sois filhos, enviou Deus ao nosso coração o Espírito de seu Filho, que clama: Aba, Pai!

Como cristãos, celebramos nossa redenção. Muitas vezes, porém, paramos por aí. Paulo nos diz no trecho anterior que o *propósito* da redenção foi "que recebêssemos a adoção de filhos". Assim, o conceito de família espiritual está fundamentado na adoção, resultado da redenção. Se somos verdadeiramente redimidos, Deus é nosso Pai. Se somos verdadeiramente filhos de Deus, somos uma única família espiritual, *eternamente* ligados como irmãos e irmãs em Cristo.

RECUPERANDO A VERDADEIRA FRATERNIDADE

Hoje, limitamos a forma mais profunda e íntima de amor ao casamento. Os cristãos são chamados a amar a todos, mas classificamos a profundidade da intimidade colocando o casamento no topo, seguido pela família, pela igreja e, por fim, pelos outros. Joseph Hellerman, autor de *When the Church Was a Family* [Quando a igreja era uma família], estudou o mundo mediterrâneo da antiguidade e descobriu que a lealdade primária era para com a família e que o relacionamento entre irmãos até tinha precedência sobre o de cônjuges.[9] Além disso, as palavras de Jesus sobre a família comunicam que ele espera que os crentes funcionem como uma família.

Portanto, "irmão" foi o termo-chave dos primeiros cristãos para intimidade e comunhão no corpo de Cristo. A palavra grega para "irmão" e

---

9 Joseph H. Hellerman, *When the Church Was a Family: Recapturing Jesus' Vision for Authentic Christian Community* (Nashville: B&H, 2009), p. 37-38.

"irmã" é *adelfos*, que aparece quase 350 vezes no Novo Testamento. Para nós, cristãos nos dias atuais, "irmão" e "irmã" devem realmente significar algo e ser uma realidade vivida no nosso dia a dia.

Se os relacionamentos podem ser classificados, os cristãos devem ver apenas duas grandes categorias: a família de Deus e os outros. Uma esposa é, antes de tudo, uma filha de Deus. Ser esposa é algo apenas deste mundo, enquanto ser filho de Deus é eterno. Por isso, um crente não deve se casar com um descrente: é a família errada. Dentro do corpo de Cristo, ainda podemos ter relacionamentos de "melhor" irmão ou irmã. Mas o contexto continua sendo a Igreja.

Não há necessidade de criar uma forma de relacionamento como um modo melhor de intimidade e companheirismo, como uma amizade "espiritual" pactual. A amizade não deve ser tão sentimentalizada, tampouco substituir o casamento. O Novo Testamento já criou uma comunidade por meio da qual nossas necessidades primárias de companheirismo e intimidade podem ser atendidas. No entanto, o problema é vivermos como uma família. Não estamos vivendo como verdadeiros irmãos e irmãs espirituais em Cristo. Como resultado, muitos solteiros — sobretudo, aqueles com atração por pessoas do mesmo sexo — experimentam sentimentos de confinamento e isolamento.

O sentimento de confinamento deve-se, em grande parte, ao simples fato de que perdemos o profundo significado e intensidade da família espiritual, de irmãos e irmãs em Cristo. A resposta definitiva para os nossos anseios mais profundos não está em outra pessoa nem em um grupo de apoio desconectado da igreja, mas em Cristo e no seu corpo.

A vida cristã sempre diz respeito a uma tensão saudável. Isso também se aplica à arena dos nossos relacionamentos. Ao guardarmos nosso coração de desejos que, em última instância, não podem agradar a Deus, devemos ousada e abundantemente buscar os laços de irmandade na família de Deus. Se todos nós fomos purificados e unidos pelo sangue de Cristo, vivamos dessa forma. Se começássemos, de fato, a viver como irmãos e irmãs em Cristo, o problema da solidão provavelmente começaria a desaparecer.

Lamento que amizades superficiais e de curta duração costumem ser a norma, e não o inaceitável, principalmente entre os homens. Aprecio muito os esforços para contestar o mito de que a intimidade relacional com compromisso é encontrada *apenas* no casamento. O fato é: em razão de todos os crentes serem irmãos e irmãs, o nível de intimidade deve ser o mesmo para todos? É inadequado ter um vínculo mais forte com uns poucos irmãos ou irmãs? É natural, dentro de toda família, crescer próximo de certos membros e ter um irmão ou irmã mais próximo.

A simples quantidade de passagens bíblicas que reforçam essa ideia já mostra como os relacionamentos da comunidade espiritual devem ser de fraternidade espiritual. Então, qual é a diferença entre ter um "melhor irmão" e ter um "melhor amigo"? A família espiritual — isto é, a igreja — envolve benefícios familiares inerentes que não estão presentes na amizade.

BENEFÍCIOS INERENTES À FAMÍLIA

Uma das principais razões pelas quais escrevi este capítulo sobre a família espiritual é a crescente tendência entre os cristãos de acreditar que o envolvimento na igreja local, nossa família *espiritual*, é desnecessário. Eles costumam justificar sua posição: "Eu tenho amigos cristãos próximos. Ir à igreja não torna ninguém cristão. A igreja não é um edifício, e sim as pessoas. Meus amigos cristãos e eu *somos* a igreja; então, não precisamos ir à igreja".

Isso pode ser perigoso e desastroso para qualquer pessoa, incluindo aquelas com atração por pessoas do mesmo sexo. Esses homens e mulheres podem experimentar intimidade e compromisso com seus amigos cristãos, mas estão isolados da verdadeira família. Estar desvinculado de uma igreja local é estar desvinculado de Cristo. Como podemos ter união com Cristo se não temos união com o corpo de Cristo?

Amigos cristãos são essenciais e podem dar conselhos piedosos. No entanto, eles também podem oferecer conselhos errados, sobretudo quando separados da sabedoria e da prestação de contas que há no povo de Deus. Roboão, filho de Salomão, ouviu seus amigos imprudentes. Isso levou à divisão do reino unido: "Porém ele [Roboão] desprezou o conselho que os anciãos lhe tinham dado e tomou conselho com os jovens que haviam crescido com ele e o serviam" (1Rs 12.8).

Jó perdeu tudo, mas seus três amigos foram e se sentaram com ele no chão por sete dias e sete noites. Enquanto lamentavam juntos, não disseram palavra alguma (Jó 2.13). Lamentavelmente, o problema surgiu quando Elifaz, Bildade e Zofar abriram a boca. O resto do livro consiste, em particular, nos conselhos errados que deram a Jó e em defesa própria. No fim, Deus repreendeu esses três amigos pela loucura (Jó 42.7-8).

Amigos cristãos fazem *parte* do corpo de Cristo, mas não podemos dizer que *são* o corpo de Cristo ou que podem substituí-lo! Então, qual é a diferença entre um encontro frequente e intencional de amigos cristãos e o encontro frequente e intencional da igreja local? Não são basicamente a mesma coisa? Não. Elas são, em essência, diferentes em pelo menos três aspectos importantes: a pregação da Palavra de Deus, os sacramentos (ou ordenanças) e a liderança.

A PREGAÇÃO DA PALAVRA DE DEUS

Não conheço amigos que se reúnam com regularidade e, de fato, preguem uns para os outros. Eles podem conversar *sobre* a Palavra de Deus, mas isso é diferente da proclamação pública da Palavra de Deus. A leitura, o ensino e a pregação das Escrituras são aspectos inerentes ao corpo de Cristo local.

Quando o antigo Israel se reunia, os líderes liam publicamente as Escrituras para o povo de Deus (Êx 24.7; Js 8.34; 2Rs 23.2; Ne 8.8). A igreja do primeiro século continuou essa prática de ler publicamente a Palavra de Deus (Cl 4.16; 1Ts 5.27; 1Tm 4.13).

Em 1 Timóteo, Paulo dá instruções sobre os encontros de adoração do corpo de crentes localizado em Éfeso. Ele exorta Timóteo a se dedicar à leitura pública e ao ensino das Escrituras (1Tm 4.13). Em sua última carta conhecida a Timóteo, o apóstolo lembra a seu discípulo: "prega a palavra, insta, quer seja oportuno, quer não" (2Tm 4.2).

A pregação da Palavra de Deus é um dos principais elementos que separa a igreja local de um encontro de cristãos. Ela ajuda os crentes a se manterem ancorados na doutrina correta e afastados do ensino falso. Em que sentido isso é diferente de ir a uma conferência onde a Palavra de Deus é pregada? A igreja local também batiza os convertidos e administra a Ceia do Senhor (sacramentos e ordenanças).

O BATISMO E A CEIA DO SENHOR

As ordenanças e sacramentos do Batismo e da Ceia do Senhor são específicos da igreja. A única forma de relacionamento pactual que o Novo Testamento transmite é aquele moldado pela Grande História de Deus: a fraternidade espiritual. Os remidos são uma família; o Batismo é o sinal inicial da aliança; e a Ceia do Senhor é a afirmação contínua dessa aliança.

Somos batizados em nome do Pai, do Filho e do Espírito Santo (Mt 28.19). O Batismo também nos une a Cristo em sua morte e ressurreição (Rm 6.3-5). Com regularidade, recebemos a Ceia do Senhor para lembrar e anunciar "a morte do Senhor, até que ele venha" (1Co 11.26). O corpo local de crentes batiza e participa da Ceia do Senhor como uma forma de "fazer aliança" juntos, como família de Deus.

Porém, novamente, qual é a diferença entre dois melhores amigos em aliança e a família de Deus? A diferença é que a Palavra de Deus não é pregada com regularidade, além do fato de que dois melhores amigos também não constituem o corpo de Cristo sob uma liderança espiritual, à qual são inerentes discipulado, prestação de contas, disciplina e restauração.

A LIDERANÇA E O CORPO

O corpo de Cristo tem muitos membros. Paulo explica: "Porque também o corpo não é um só membro, mas muitos" (1Co 12.14). Um corpo tem uma cabeça. A cabeça do corpo é o próprio Cristo (Cl 1.18). O corpo também é composto por líderes que guiam e pastoreiam o rebanho como pastores (Ef 4.11-12).

Melhores amigos podem ser mais voltados para si e, às vezes, isolados, enquanto a família espiritual deve ser tanto voltada para dentro quanto para fora. Como irmãos e irmãs, estamos ligados à igreja local e sob autoridade espiritual. Essa responsabilidade ajuda a promover relacionamentos saudáveis que não estão segregados do corpo dos crentes.

Nossos pastores e líderes da igreja devem estar presentes em nossa vida. Mas isso só acontece se os incluirmos e permitirmos que eles nos digam sabedoria e verdade. Em essência, isso é discipulado. Embora o discipulado envolva uma amizade forte entre mestre e discípulo, a amizade não é o mesmo que discipulado. O contexto ideal para o discipulado é a igreja local.

Prestação de contas, tanto para encorajamento quanto para correção, é um aspecto fundamental na vida de todo cristão, mas envolve esforço e risco. Felizmente, a prestação de contas é inerente a uma igreja saudável. Jesus define a estrutura da prestação de contas e da disciplina, sendo ambas responsabilidades familiares:

> Se teu irmão pecar contra ti, vai argui-lo entre ti e ele só. Se ele te ouvir, ganhaste a teu irmão. Se, porém, não te ouvir, toma ainda contigo uma ou duas pessoas, para que, pelo depoimento de duas ou três testemunhas, toda palavra se estabeleça. E, se ele não os atender, dize-o à igreja; e, se recusar ouvir também a igreja, considera-o como gentio e publicano. (Mt 18.15-17)

Nos versículos 21-22, vemos que a prestação de contas e a disciplina são inerentes à família espiritual, assim como o perdão e a restauração. Pedro perguntou: "Senhor, até quantas vezes meu irmão pecará contra mim, que eu lhe perdoe? Até sete vezes?". Jesus respondeu: "Não te digo que até sete vezes, mas até setenta vezes sete". A disciplina deve ser sempre feita com a intenção de restauração e perdão (2Co 2.5-11; Gl 6.1).

A disciplina eclesiástica, lamentavelmente, costuma ser ignorada ou, quando aplicada, parece mais retributiva em sua natureza do que cheia da esperança de uma restauração redentora. Em especial, para os que sentem culpa pelo pecado sexual, há muita vergonha, isolamento e medo envolvido. A restauração bíblica após uma queda moral é uma reunião familiar em que o filho pródigo volta de um país distante e é novamente um com o corpo de Cristo.

Estamos sendo uma boa família? Estamos vivendo essa realidade? A igreja não está tão saudável quanto deveria estar. Temos muito a melhorar nessa área, pois não estamos realmente agindo como deveríamos. Se, de fato, vivêssemos como uma família espiritual, como verdadeiros irmãos e irmãs em Cristo, acredito que poderíamos mitigar, com eficácia, problemas como solidão e isolamento, além da tristeza e dor que frequentemente os acompanham.

Os relacionamentos com nossos irmãos e irmãs em Cristo devem estar entre os mais íntimos e reais que temos. A união de uma só carne entre marido e mulher torna esse relacionamento único, se comparado a outros. No entanto, ainda assim, é uma união temporária, que dura enquanto estivermos na terra. O único relacionamento humano permanente é entre os que são unidos pelo sangue de Cristo na família espiritual de Deus.

Devemos, no entanto, afirmar: a amizade não foi feita para substituir o casamento, nem o casamento foi feito para substituir a amizade. A razão pela qual não precisamos de um melhor amigo pactual é apenas que Deus nos deu irmãos e irmãs pactuais no corpo de Cristo. Isso não significa que você será próximo de todos de maneira igual. Teremos irmãos e irmãs mais próximos. Da mesma forma, o casamento não foi feito para substituir os relacionamentos piedosos entre irmãos do mesmo sexo que precisamos cultivar enquanto seguimos a Jesus juntos!

A chave para uma família espiritual saudável e íntima é a integração. Ela deveria ser inerente à igreja local, mas nem sempre é o caso. Se realmente vivêssemos como uma família, não seríamos tão segregados. Há espaço para grupos de comunhão mais específicos, mas uma igreja saudável é uma igreja integrada. A igreja como família afirma que viver juntos é necessário e benéfico para todos — atraídos por pessoas do sexo oposto ou do mesmo sexo, solteiros ou casados.

Aprendemos e crescemos uns com os outros. Uma pessoa solteira pode aprender muito com uma pessoa casada e vice-versa. O mesmo se aplica às diferenças de idade. Por que nossos jovens não estão aprendendo com nossos santos mais velhos? Por que casais jovens não estão aprendendo com mulheres e homens de mais idade, piedosos e solteiros em nossa congregação?

Nos vácuos relacionais comuns às igrejas, muitos cristãos com atração por pessoas do mesmo sexo desejam encontrar um amigo que seja exatamente como eles, que possa entender completamente sua situação. Mas, talvez, isso não faça parte do plano de Deus. Por que precisamos encontrar alguém *exatamente igual* a nós? Sei que isso é mais fácil e confortável. Contudo, Deus quer nos "esticar" e nos fazer crescer. É mais desafiador desenvolver fraternidade com alguém muito diferente, mas isso traz grande recompensa.

Meu melhor amigo, Joe Hendrickson, é um verdadeiro irmão no Senhor. Fomos colegas de quarto no Moody Bible Institute. Hoje, ele é pastor auxiliar na região de Spokane. Nossa fraternidade continua até agora. Sinceramente, somos bastante diferentes. Ele ama sair, e eu prefiro ficar em casa. Ele é excelente em todos os esportes, e eu mal consigo receber um passe. Sou extrovertido, e ele é introvertido. Mas ambos amamos o Senhor.

Joe é um dos jovens mais honestos e transparentes que conheço, um homem apaixonado pelo Senhor e que deseja que Deus seja conhecido. É por causa de nossas diferenças — e não apesar delas — que passei a amar a Jesus tremendamente mais. Se eu estivesse procurando alguém exatamente igual a mim, nunca teria tido esse relacionamento fraterno tão próximo.

Mais uma vez, meu receio em focar demais em um melhor amigo — sobretudo, em um que seja igual a mim — é que eu perca a diversidade da família de Deus e tudo o que ela significa. Se somos uma família, os núcleos familiares não devem tratar os solteiros como estranhos. As casas das famílias deveriam ter solteiros que não são familiares "de sangue". No entanto, os casados precisam tomar a iniciativa.

É muito mais difícil — e, às vezes, inadequado — que uma pessoa solteira se convide para a vida e a casa de uma família. Contudo, é completamente apropriado que um marido e uma esposa convidem uma irmã ou irmão solteiro para fazer parte da vida geral de seu lar. Eu sonho com o dia em que isso se torne realidade. Imagine a mensagem que um casal casado transmite quando entrega uma cópia da chave da casa para seu amigo solteiro e diz: "Venha quando quiser. *Somos* uma família!"[10]

Sou incapaz de enfatizar o quanto a família espiritual é vital para os solteiros, especialmente para os que enfrentam a "dupla maldição" de ter atração por pessoas do mesmo sexo. Não temos uma família própria. Não temos cônjuge para abraçar quando nos deitamos na cama. Não temos filhos para os quais voltar depois de um dia difícil e cansativo. Para muitos, seu lar é apenas um apartamento vazio, escuro e frio.

Família espiritual significa que, se a igreja fosse realmente igreja, se o corpo de Cristo fosse realmente corpo de Cristo, se a família de Deus fosse realmente família de Deus, o fato de *não* termos uma família física não importaria tanto! Afinal, teríamos uma família *de verdade*. Uma família eterna. Eu teria irmãos e irmãs espirituais para me abraçar, me consolar, me amar e me levar a Cristo.

Você se compromete a tornar isso realidade, por minha causa e pela de todos os cristãos solteiros? E o mais importante: você fará isso por causa de Cristo, tornando conhecidas a beleza e a glória de seu corpo? "Nisto conhecerão todos que sois meus discípulos: se tiverdes amor uns aos outros" (Jo 13.35).

---

10 Rosaria Champagne Butterfield, *The Gospel Comes with a House Key: Practicing Radically Ordinary Hospitality in Our Post-Christian World* (Wheaton: Crossway, 2018), p. 116–17 [edição em português: *O Evangelho e as Chaves de Casa* (Brasília: Monergismo, 2020)].

15
SANTIFICAÇÃO

O CAMINHO PARA A SEXUALIDADE SANTA

Michelangelo foi um dos maiores artistas do Alto Renascimento italiano. Poucos conseguiram igualar sua versatilidade como escultor, pintor, arquiteto e poeta. Michelangelo nasceu em uma família de menor nobreza, e, como a posição social deles era considerada indigna das artes, o pai de Michelangelo inicialmente desencorajou o rapaz a seguir a carreira artística. No entanto, esse jovem prodígio não desistiu e logo se tornou um artista diferenciado.[1]

A mãe de Michelangelo não era saudável e faleceu quando ele tinha apenas seis anos. Quando Michelangelo ainda era bebê, a família contratou uma ama de leite para cuidar dele. O pai e o marido da ama trabalhavam com pedras, e havia várias pedreiras nas colinas a nordeste de Florença. Quando adulto, em tom de brincadeira, Michelangelo disse a um amigo que toda a sua habilidade artística vinha "do ar puro da tua

---

1 Giorgio Vasari, *The Life of Michelangelo*, trad. A. B. Hinds, ed. rev. (Londres: Pallas Athene, 2013), p. 36.

Arezzo natal, e porque mamei cinzéis e martelos junto com o leite de minha ama".

Michelangelo se via principalmente como escultor, e sua obra escultural mais proeminente é *Davi*. Antes de começar a esculpir, Michelangelo costumava criar uma miniatura de cera da estátua planejada. Então, ele mergulhava o modelo em água e o levantava lentamente; o mestre escultor estudava com atenção, de cima a baixo, o que lentamente ia emergindo.[2] No caso da estátua de Davi, de cinco metros de altura, Michelangelo provavelmente imaginou a forma completa dentro do imenso bloco de mármore branco e simplesmente removeu com o martelo tudo o que não era Davi.

Todo bom artista não deve apenas visualizar seu objetivo final, mas também compreender o processo para alcançá-lo. O meio é tão importante quanto o fim. Sem processo, não há produto. Se os procedimentos de Michelangelo estivessem errados, não haveria obra-prima.

O mesmo se aplica à vida cristã. Não é surpresa que Deus tenha nos revelado em sua Palavra qual deve ser o processo e o nosso estado final. Deus nos exorta no Antigo Testamento e mais uma vez no Novo: "Sede santos, porque eu sou santo" (Lv 11.44-45; 1Pe 1.16). A santidade é o objetivo, a santificação é o processo.

Infelizmente, muitos cristãos têm uma visão errada do objetivo e do processo para nós que temos atração por pessoas do mesmo sexo. Já expliquei neste livro que o objetivo de todos em relação à sexualidade deve ser a sexualidade *santa*: castidade na solteirice e fidelidade no casamento.

Para muitas pessoas e por muito tempo, a sexualidade santa não foi o objetivo, e a solteirice foi depreciada. Cristãos não casados são vistos como projetos a serem "consertados", de maneira que tentamos consertá-los com alguém. Pense nas palavras que usamos. Embora tenhamos

---

2 Ibid., p. 197.

feito algum progresso em reconhecer que o objetivo correto é a sexualidade santa, e não a heterossexualidade, muitos ainda abraçam o processo errado, continuando a usar sua terapia de "mudança de orientação sexual" como principal metodologia.

Muitas vezes me perguntam: "Você ainda sente atração por pessoas do mesmo sexo?". Às vezes, as pessoas perguntam de outra maneira: "Você já foi completamente liberto?". Perguntas como essas surgem de um desejo sincero de me entender melhor, bem como a minha jornada de vir à fé e seguir Jesus no dia a dia. Eu amo ajudar irmãos a entenderem melhor o tema da sexualidade. Por trás dessas perguntas, no entanto, está um mal-entendido do que significa o processo de santificação para todos os redimidos.

Após a lista de vícios que Paulo apresenta em 1 Coríntios 6.9-10, que inclui o comportamento sexual entre pessoas do mesmo sexo, ele diz o seguinte: "Tais fostes alguns de vós" (v. 11). Mais tarde, em outra epístola, Paulo faz uma clara distinção entre a realidade do cristão antes e depois da conversão: "as coisas antigas já passaram; eis que se fizeram novas" (2Co 5.17).

Mas, se um cristão, que é uma nova criatura, ainda é tentado sexualmente por pessoas do mesmo sexo, isso significa que não houve verdadeira transformação, cura real e libertação completa? Será que conversão significa que a atração por pessoas do mesmo sexo deve ser algo do passado? Ou será que, de forma mais genérica, o objetivo do cristão, enquanto está aqui na terra, é a erradicação das tentações e provações?

Permita-me ilustrar. Beau era alcoólatra, mas, pela graça salvadora de Deus, ele se tornou cristão e parou de beber. No entanto, mesmo depois de anos de sobriedade, ele admite que ainda sente o impulso de beber, embora não o faça. Portanto, devemos questionar a transformação de Beau? Devemos duvidar de que ele foi curado? Beau precisa de mais libertação? Beau precisa que o demônio do alcoolismo seja expulso dele? Não!

Na verdade, a manifestação da graça de Deus é mais evidente em sua vida porque ele diz "não" à sua carne e "sim" a Cristo! É quando vivemos de maneira santa, mesmo em meio às tentações, que Deus é glorificado.

Em um capítulo anterior, analisei a realidade da tentação, afirmando que as tentações não são pecaminosas em si mesmas, mas que certamente podem levar ao pecado. Como é, então, a vida diária do cristão comum sob tentação? Desde o momento de nossa conversão até finalmente entrarmos na presença do Senhor, qual é o processo da nossa busca pela santidade?

E, em particular — por causa do foco deste livro sobre sexualidade santa —, o que *ser santo* e *se tornar santo* significa para pessoas como eu, que podem experimentar atrações por pessoas do mesmo sexo? Vamos começar explorando a fundo a doutrina da santificação e desconstruindo certos mitos sobre ela.

O QUE É SANTIFICAÇÃO?

A santificação está fundamentada no caráter essencial de Deus. O profeta Isaías, no início de seu ministério, recebeu uma visão do Senhor assentado em um trono, enquanto os serafins acima proclamavam: "*Santo, santo, santo* é o SENHOR dos Exércitos; toda a terra está cheia da sua glória!" (Is 6.3, grifo nosso). Essa tripla repetição representa o superlativo mais forte na língua hebraica.

No Antigo Testamento, a santidade era colocada em contraste com as coisas comuns (Lv 10.10). Ser santificado significava ser separado do ordinário a fim de ser usado por Deus. Os objetos do templo eram separados para um propósito específico estabelecido pelo Senhor. O povo de Israel foi chamado para ser uma nação santa, separada do mundo (Êx 19.6; Lv 20.26). Da mesma forma, no Novo Testamento, os crentes judeus e gentios foram separados e escolhidos como "nação santa" (1Pe 2.9).

Por ser quem é, o único Deus verdadeiro e Criador é separado de todos os falsos deuses e de toda a criação. No mundo do Antigo Oriente

Próximo, o caráter da divindade local determinava o caráter de seus adoradores.[3] O fato de os pagãos praticarem sexo indiscriminado e até sacrificarem seus próprios filhos era reflexo da moralidade de seus deuses pagãos, como Baal, Aserá e Moloque.

No entanto, o Senhor, nosso Deus, é justo, não se agrada da perversidade e odeia o mal (Sl 11.7; 5.4; Zc 8.17). Logo, ele exige de seu povo: "Sede santos, porque eu sou santo" (Lv 11.45; 1Pe 1.16). E a santificação é a vontade expressa de Deus para nossa vida (1Ts 4.3).

Uma divindade moralmente justa com uma expectativa divina para o comportamento ético de seus adoradores era realmente única no mundo antigo. Nesse aspecto, o judaísmo e o cristianismo se distinguem de todas as outras religiões antigas. Como filho de Deus, sou diariamente chamado a refletir a natureza santa do Deus a quem adoro.

Como cristãos, devemos buscar a justiça e resistir ao mal. Ninguém questiona isso. No entanto, o erro fácil é transformar o processo de santificação em simplesmente seguir um conjunto de regras: fazer o bem e não fazer o mal. A maturidade espiritual se tornou meramente uma busca pela virtude moral. Para a pessoa que experimenta atração por pessoas do mesmo sexo, será que a sexualidade santa é alcançada por meio de rigorosa força de vontade, autodisciplina e mudança comportamental?

Nosso entendimento distorcido da santidade cristã muitas vezes se assemelha mais a uma justiça pelas obras do que a algo que flui do nosso Deus trino. A santificação não pode ser alcançada apenas pelo esforço humano, pois somente Deus pode santificar. Embora devamos nos esforçar para fazer o certo, isso não nos ajuda a vencermos a natureza pecaminosa que nos impede de vivermos em justiça. Em vez de trabalhar servilmente para alcançar virtude moral, devemos compreender o

---

[3] John N. Oswalt, *The Book of Isaiah: Chapters 1–39* (Grand Rapids: Eerdmans, 1986), p. 180.

conceito importante que o teólogo puritano John Owen chama de "santidade do Evangelho".[4]

A santidade do Evangelho é a compreensão correta da santificação. Autoaperfeiçoamento, vontade forte e diligência não podem nem vão levar à santificação. O processo de tornar-se santo é uma transformação radical e interior que flui da nossa união com Cristo. O presente gracioso da santificação que Deus dá deve permear toda a pessoa: nossos pensamentos, desejos e ações. *Essa é a santidade do Evangelho.*

As três pessoas da Trindade estão envolvidas em nossa santificação, assim como estão na nossa justificação. Jesus ora a Deus Pai: "Santifica-os na verdade; a tua palavra é a verdade" (Jo 17.17). Paulo lembra os crentes em Corinto: "Tais fostes alguns de vós; mas vós vos lavastes, mas fostes santificados, mas fostes justificados em o nome do Senhor Jesus Cristo e no Espírito do nosso Deus" (1Co 6.11). O Pai, o Filho e o Espírito estão todos envolvidos em tornar os crentes santos.[5]

Justificação e santificação são dons da graça distintos, mas inseparáveis. O Evangelho canaliza a graça de Deus tanto para nos creditar a justiça (nossa justificação) quanto para conceder a capacidade gerada pelo Espírito de vivermos em retidão (nossa santificação). Justificação é o ato de Deus no qual os crentes são *declarados* justos; santificação é o ato de Deus no qual os crentes estão *sendo tornados* justos.

Infelizmente, a santificação recebe menos prioridade e, às vezes, é tratada como um aspecto não essencial ou até opcional do Evangelho, reservado apenas para cristãos espiritualmente maduros.[6] Como

---

4 John Owen também usa o termo "santidade evangélica". Para uma boa articulação dessa ideia, veja Kelly M. Kapic, "Evangelical Holiness: Assumptions in John Owen's Theology of Christian Spirituality", em *Life in the Spirit: Spiritual Formation in Theological Perspective*, ed. Jeffrey P. Greenman & George Kalantzis (Downers Grove: IVP Academic, 2010), p. 97-114.
5 Ibid., p. 101-03.
6 Para um capítulo útil sobre a santificação e seu papel na soteriologia e na união com Cristo, veja Marcus Peter Johnson, "Sanctification in Christ", em *One with Christ: An Evangelical Theology of Salvation* (Wheaton: Crossway, 2013), p. 115-44.

resultado desse equívoco, muitos que se chamam cristãos não estão no caminho da santificação. Eles acreditam que a fé em Cristo é, de alguma forma, compatível com os desejos pecaminosos da carne — por exemplo, flertar e fantasiar com paixões românticas que não têm um fim adequado e piedoso. Na santificação, não se pode ficar em cima do muro.

Essa séria ilusão decorre de não se perceber a profundidade da nossa depravação. Como vimos anteriormente em relação à doutrina do pecado, a extensão da Queda de Adão e Eva é dupla: (1) somos culpados e precisamos de perdão; (2) nossa condição moral foi poluída e corrompida.

Quando perguntamos sobre salvação a uma pessoa comum que frequenta a igreja, a resposta geralmente foca no perdão dos nossos pecados. Pela fé, o cristão é, de fato, perdoado. No entanto, isso resolve apenas a primeira catástrofe da Queda: nossa culpa. A segunda ainda permanece: a nossa natureza pecaminosa. A santificação é a provisão de Deus para corrigir nossa natureza corrompida, que busca o pecado e se deleita nele.[7]

O processo de se tornar santo é essencial e necessário na vida do indivíduo salvo pela graça, por meio da fé em Cristo. Nossa justiça está unida à justiça de Cristo, e é por isso que crentes imperfeitos ainda podem ser chamados de "santos" (Rm 1.7; 2 Co 1.1). A morte e a ressurreição do nosso Salvador aperfeiçoaram para sempre os que ele veio salvar. Diante de Deus, somos santos, e, por meio da ação humana, isso não pode ser nem melhorado nem perdido.

A santificação é a evidência de uma fé verdadeira e resulta tanto em arrependimento quanto em mortificação do pecado. Isso não significa que experimentamos santidade perfeita e ausência de tentações em nosso dia a dia. Para entender melhor a santificação, precisamos reconhecer que ela tem três aspectos à luz da Grande História de Deus: o aspecto

---

7 Ibid., p. 116-17.

posicional (passado), o progressivo (presente) e o perfeito (futuro). *Fomos* santificados, *estamos sendo* santificados e *seremos* santificados.

Santificação posicional

"Temos sido santificados, mediante a oferta do corpo de Jesus Cristo, uma vez por todas" (Hb 10.10). No momento da conversão, a santificação posicional é um ato instantâneo da graça de Deus. Ela é definitiva e feita de uma vez por todas, pois Cristo *é* a nossa santificação e estamos unidos a ele em sua morte e ressurreição (1Co 1.30; Rm 6.5).

A santificação posicional significa uma ruptura real com o poder do pecado: estamos "mortos para o pecado" (Rm 6.11). Também significa uma real novidade de vida: somos "nova criatura; as coisas antigas já passaram; eis que se fizeram novas" (2Co 5.17). A santidade se baseia unicamente na perfeição de Cristo, não na nossa.

Santificação progressiva

"Porque, com uma única oferta, aperfeiçoou para sempre quantos estão sendo santificados" (Hb 10.14). A santificação também é progressiva porque, nesta vida, ninguém está sem pecado (1Jo 1.8). O processo diário de luta e crescimento é uma obra de Deus em nós e através de nós, tornando-nos cada vez mais semelhantes a Cristo. A obra gradual do Espírito Santo produz evidências tangíveis da nossa união com Cristo em sua morte e ressurreição.

A graça de Deus capacita os salvos a que se revistam "do Senhor Jesus Cristo e não façam nada que venha a satisfazer os desejos da carne" (Rm 13.14, NAA). Paulo também explica que a santificação é algo que ainda estamos alcançando: "Agora, porém, libertados do pecado, transformados em servos de Deus, tendes o vosso fruto para a santificação e, por fim, a vida eterna" (Rm 6.22). À luz da união com Cristo, santificação significa que podemos viver uma vida santa porque, com ele, já morremos e fomos ressuscitados em santidade.[8]

Santificação perfeita

"O mesmo Deus da paz vos santifique em tudo; e o vosso espírito, alma e corpo sejam conservados íntegros e irrepreensíveis na vinda de nosso Senhor Jesus Cristo" (1Ts 5.23). A santificação será levada à sua completude quando estivermos totalmente unidos com Cristo na consumação. Será nesse ponto que a santificação posicional será completamente realizada.

O aspecto futuro da santificação fala sobre o estado perfeito do crente na glória. Quando Cristo retornar, todas as coisas serão feitas novas (Ap 21.5), e "seremos semelhantes a ele, porque haveremos de vê-lo como ele é" (1Jo 3.2). Assim, a santificação é posicional, progressiva e perfeita.

Paulo explica que, quando alguém se volta para o Senhor, começa a jornada da santificação progressiva: "E todos nós, com o rosto desvendado, contemplando, como por espelho, a glória do Senhor, somos transformados, de glória em glória, na sua própria imagem" (2Co 3.18). Note que estamos sendo transformados "na sua própria imagem". Essa imagem é o Senhor Jesus Cristo. Paulo nos diz em Colossenses 1.15 que o Filho "é a imagem do Deus invisível, o primogênito de toda a criação".

Michelangelo imaginou uma figura do seu produto final e entendeu o processo necessário para alcançá-la. Da mesma forma, nosso fim é Jesus Cristo, e o processo é o dom da santificação. Deus nos torna justos e nos conforma à imagem de Cristo por meio da nossa união com ele. A santificação está enraizada não nas nossas conquistas, mas na obra de Deus em Cristo, por meio do Espírito.

---

8 Ibid., p. 125.

A verdade de que Jesus Cristo é, ele mesmo, a nossa santificação esclarece alguns equívocos. Já desmentimos o mito de que a tentação é, de alguma forma, incompatível com a santificação e a vida cristã. Se Jesus foi tentado, não deve ser surpresa que seus seguidores também o sejam.

Preste atenção nas palavras de advertência do próprio Jesus: "As tentações são inevitáveis" (Lc 17.1, BLT). A questão não é *se* seremos tentados, mas *quando* (1Co 10.13). Portanto, não é surpresa que um cristão santificado ainda *possa* experimentar tentações por pessoas do mesmo sexo.

Isto eu sei com certeza: fui mudado, sou uma nova criatura em Cristo, e essa mudança é vital e real. Tenho um novo coração, e minha mente foi renovada. Antes da conversão, eu era indiferente a Cristo, o que é equivalente a ódio. Agora eu amo a Cristo, quero agradar ao Pai e desejo sua santidade. Essa é uma mudança real, mesmo com a realidade da minha natureza pecaminosa e em meio a tentações contínuas.

Deus nos redimiu e nos transformou; sendo assim, temos uma nova lealdade. Essa nova lealdade e as novas prioridades se aprofundam e se fortalecem à medida que amadurecemos em Cristo. Ele luta as nossas batalhas agora, incluindo as batalhas contra o pecado remanescente. Como disse antes, em razão de nossa união com Cristo, podemos odiar nosso pecado sem odiar a nós mesmos.

Deus me *mudou*.

16

MAUS FRUTOS NAS VIDEIRAS

O BOM FRUTO DA SANTIFICAÇÃO

Quando criança, eu era fascinado pela mitologia grega. Nunca a ensinaram nas escolas públicas que frequentei, mas encontrei os livros na biblioteca e li por conta própria. Eu poderia citar para você todos os deuses e semideuses gregos, suas histórias e até seus nomes correspondentes no panteão romano. Para mim, era um mundo fascinante de super-heróis e vilões antigos. A *Odisseia* de Homero cita um interessante grupo de antagonistas: as sereias.

As sereias eram criaturas femininas perigosas que, com suas canções, distraíam a mente dos marinheiros. A doçura de sua música sempre levava ao naufrágio na costa rochosa. Ao redor dessas bestas havia uma grande pilha de ossos e carne podre de suas presas enfeitiçadas. Nesse poema épico, Homero narra que Ulisses foi o primeiro mortal a sobreviver às melodias encantadoras das sereias. Ele ordenou que seus homens tapassem os ouvidos com cera e o amarrassem ao mastro do navio enquanto passassem por elas.

Muitos achavam que a sedução da canção das sereias tinha um tom sexual e erótico. Mas observe o que elas diziam a Ulisses enquanto ele passava por ali:

> Em nenhum tempo ninguém por aqui navegou em nau negra,
> sem nossa voz inefável ouvir, qual dos lábios nos soa.
> Bem mais instruído prossegue, depois de se haver deleitado.[1]

As sereias não prometiam apenas alegria e prazer para a jornada, mas também sabedoria e conhecimento. O pior tipo de duplicidade é o que leva à morte. A Palavra de Deus nos adverte para tomarmos cuidado com o que ouvimos. Em 1 Tessalonicenses 5.21-22, Paulo instrui que todo crente é responsável por usar de discernimento: "julgai todas as coisas, retende o que é bom; abstende-vos de toda forma de mal".

O apóstolo João também alerta sobre a prevalência de falsas doutrinas: "Amados, não deis crédito a qualquer espírito; antes, provai os espíritos se procedem de Deus, porque muitos falsos profetas têm saído pelo mundo fora" (1Jo 4.1). Jesus reserva uma de suas mais severas acusações para aqueles que enganam: "Porém, aquele que faz com que um desses pequeninos, que crê em mim, peque, seria melhor que tivesse uma grande pedra amarrada em seu pescoço e que afundasse nas profundezas do mar" (Mt 18.6, BLT; veja Mc 9.42; Lc 17.1-2).

O ativista gay Matthew Vines começa seu livro *God and the Gay Christian* [Deus e o cristão gay] afirmando que a rejeição da igreja aos relacionamentos homoafetivos é "prejudicial ao bem-estar de longo prazo da maioria das pessoas gays" e que, para alguns, essa rejeição "alimenta o desespero

---

1 Homero, *Odisseia*, trad. Carlos Alberto Nunes (Rio de Janeiro: Nova Fronteira, 2015), p. 208.

ao ponto de suicídio".² Para Vines, o ensino de que o desejo por pessoas do mesmo sexo e o comportamento homoafetivo são pecaminosos gera "maus frutos". Ele tenta sustentar essa afirmação ousada com as palavras de Jesus:

> Acautelai-vos dos falsos profetas, que se vos apresentam disfarçados em ovelhas, mas por dentro são lobos roubadores. Pelos seus frutos os conhecereis. Colhem-se, porventura, uvas dos espinheiros ou figos dos abrolhos? Assim, toda árvore boa produz bons frutos, porém a árvore má produz frutos maus. Não pode a árvore boa produzir frutos maus, nem a árvore má produzir frutos bons. Toda árvore que não produz bom fruto é cortada e lançada ao fogo. Assim, pois, pelos seus frutos os conhecereis. (Mt 7.15-20)

Vines conclui: "Se algo dá frutos maus, não pode ser uma boa árvore. E se algo dá frutos bons, não pode ser uma árvore má".³ Na linha de raciocínio de Vines, as doutrinas e ensinos da igreja são basicamente medidos pelo fato de gerarem "bons frutos" ou "maus frutos".

Matthew é um jovem brilhante que frequentou Harvard por três semestres, mas nunca obteve um diploma de bacharel. Sua hermenêutica problemática é evidente desde o começo, um desagradável aperitivo do restante do livro. Não importa o quanto Vines tente, o uso de "frutos maus" por Jesus não pode, de forma alguma, significar dano físico ou desespero emocional.

Concluir que "frutos maus" seja uma referência a suicídio, tentativas de suicídio ou até mesmo ideação suicida exige que o intérprete bíblico abandone princípios exegéticos básicos. Além disso, para Vines, dificuldades e

---

2 Matthew Vines, *God and the Gay Christian: The Biblical Case in Support of Same-sex Relationships* (Nova York: Convergent Books, 2014), p. 12, 19.
3 Ibid., p. 14.

aflições são totalmente incompatíveis com sua ideia da vida cristã. A metodologia irresponsável de Matthew é, essencialmente, brincar com o engano.

Isso é uma rejeição das doutrinas centrais da santificação, arrependimento e sofrimento. Contudo, o caminho para a santidade e o caminho do arrependimento são pavimentados com sofrimento. Essas verdades são duramente adquiridas mediante a obra perfeita de Cristo na cruz. Lamentavelmente, a igreja nos Estados Unidos tem uma teologia do sofrimento anêmica, o que explica como os falsos mestres facilmente se infiltram entre as ovelhas como lobos vorazes, fazendo cócegas nos ouvidos com mensagens de facilidade e conforto!

A interpretação de Vines não deixa espaço para o sofrimento e o carregar a cruz na vida do crente. Os que acham difícil demais resistir aos desejos por pessoas do mesmo sexo acreditam, com ingenuidade, que a vida cristã deve ser livre de lutas. Matthew Vines simplesmente representa uma nova tentativa do movimento da saúde, riqueza e prosperidade. No entanto, a verdade é que não há Evangelho sem sofrimento e dor.

A mortificação do pecado não é fácil; sem dúvida, ela trará sofrimento. Jesus diz:

> Se o teu olho direito te faz tropeçar, arranca-o e lança-o de ti; pois te convém que se perca um dos teus membros, e não seja todo o teu corpo lançado no inferno. E, se a tua mão direita te faz tropeçar, corta-a e lança-a de ti; pois te convém que se perca um dos teus membros, e não vá todo o teu corpo para o inferno. (Mt 5.29-30)

Ainda assim, Vines considera que arrancar e lançar fora são "maus frutos". Esta é a realidade: santificação é morte. Ela envolve uma amputação radical do pecado em nossa vida. O processo não é confortável nem indolor. "Se alguém quer vir após mim, a si mesmo se negue, dia a dia tome a sua cruz e siga-me. Pois quem quiser salvar a sua vida perdê-la-á; quem perder a vida por minha causa, esse a salvará" (Lc 9.23-24; 17.33).

Muitos cristãos querem seguir a Jesus, mas não estão dispostos a negar a si mesmos e, dia a dia, tomar a sua cruz. Negar a nós mesmos significa negar tudo por causa de Cristo — até mesmo nossa sexualidade. Além disso, tomar nossa cruz não significa carregar um fardo ou ter uma luta difícil, como muitos entendem. No mundo greco-romano, a cruz nunca significou um fardo. Ela significava morte, uma das formas mais cruéis e dolorosas de morte conhecidas pela humanidade. É isso que Jesus está dizendo para você carregar.

Nós higienizamos demais o significado de seguir a Jesus. Queremos um Jesus do Instagram: um aplicativo legal e centrado em mim, que, na verdade, não tem a ver com seguir a Jesus, mas com seguir meus amigos e conseguir mais seguidores. Seguir a Jesus deveria nos custar tudo; se não custa, estamos seguindo o Jesus errado.

Vines nos acusa de espalhar falsos ensinamentos ao incentivar indivíduos com atração por pessoas do mesmo sexo a suportar uma difícil vida de solteirice, um "mau fruto". Mas será que não é Vines quem está espalhando falsos ensinamentos ao induzir outros a, sem arrependimento, afirmarem, celebrarem e viverem o pecado, um "mau fruto"? Qual é a verdade? Ambas não podem ser verdadeiras.

As palavras de Jesus sobre fazer com que seus "pequeninos" pequem — produzam mau fruto — são demasiado graves para que essa questão seja considerada trivial. É a eternidade que está em jogo, não apenas o dano físico ou o bem-estar.

EXCURSO: A IDEAÇÃO SUICIDA

Antes de debatermos a improbabilidade hermenêutica da interpretação de Vines, quero dizer algumas palavras sobre suicídio. Há registros de alta incidência de suicídios entre jovens que se identificam como gays — todos eles, não apenas os de lares cristãos.⁴

Nossa resposta deve ser preocupação verdadeira, compaixão profunda e ação vigilante. Para nossa vergonha, os cristãos evangélicos costumam ignorar isso ou minimizar o problema, até mesmo tratando essas mortes como merecidas. Essa resposta superficial não reflete a verdade do Evangelho de que todos foram criados à imagem de Deus e precisam de sua graça salvadora.

Por outro lado, muitos ativistas gays erram ao afirmar que esses suicídios acontecem *porque* a Igreja continua a rejeitar o relacionamento entre pessoas do mesmo sexo. A autora Jen Hatmaker e seu marido são exemplos de pessoas que culpam a posição contrária da Igreja aos relacionamentos homossexuais pelos suicídios de jovens gays.⁵

É verdade que estudos têm mostrado uma associação entre a rejeição dos pais e um risco maior de ideação suicida entre jovens que se identificam como gays.⁶ No entanto, esses estudos de forma alguma investigam se esses pais acreditam que relacionamentos entre pessoas do mesmo sexo são pecaminosos ou, mais importante ainda, se esses pais são cristãos.

Além disso, pesquisadores seculares observaram um estudo realizado na Holanda que revelou que, "mesmo em um país com um clima relativamente tolerante em relação à homossexualidade, homens homossexuais tinham um risco muito maior de suicídio do que homens

---

4 David M. Fergusson, L. John Horwood & Annette L. Beautrais, "Is Sexual Orientation Related to Mental Health Problems and Suicidality in Young People?", *Archives of General Psychiatry*, v. 56, n. 10 (outubro de 1999), p. 876-80; Richard Herrell et al., "Sexual Orientation and Suicidality: A Co-Twin Control Study in Adult Men", *Archives of General Psychiatry*, v. 56, n. 10 (outubro de 1999), p. 867-74.
5 Brandon Hatmaker, "Where I stand on LGBTQ...", *Facebook* (01 de novembro de 2016). Disponível em: www.facebook.com/HatmakerBrandon/posts/661677820673474. Acesso em: 23 de jan. 2025.
6 Ann P. Haas et al., "Suicide and Suicide Risk in Lesbian, Gay, Bisexual, and Transgender Populations: Review and Recommendations", *Journal of Homosexuality*, v. 58, n. 1 (janeiro de 2011), p. 22.

heterossexuais".[7] A Holanda foi o primeiro país do mundo a legalizar o casamento entre pessoas do mesmo sexo em 2001, e muitos a consideram o país mais afirmativo em relação aos gays.

Em 2015, uma pesquisa da União Europeia (UE) mostrou que 91% dos entrevistados na Holanda acreditavam que o casamento entre pessoas do mesmo sexo deveria ser permitido em toda a Europa — a maior porcentagem de todos os países membros da UE.[8] Se a rejeição da Igreja aos relacionamentos de mesmo sexo causasse suicídios, a Holanda, onde a presença da igreja evangélica é mínima, deveria ter muito menos suicídios, o que, de forma inequívoca, não é o caso.

Atualmente, não há evidências científicas de que a posição bíblica sobre a sexualidade realmente cause suicídios entre gays. Simplesmente ainda não sabemos. Saltar para conclusões erradas desvia nossa atenção de descobrir o verdadeiro problema. Na verdade, o sangue pode não estar nas mãos dos cristãos evangélicos que defendem a sexualidade bíblica. Pelo contrário, o real, duradouro e eterno dano pode estar em outro lugar, isto é, em induzir os "pequeninos" de Jesus a pecar.

MAUS FRUTOS

Vamos voltar à questão da ilegitimidade de considerar "maus frutos" como sendo danos físicos e emocionais. O Evangelho de Mateus contém 19 ocorrências da palavra grega *karpos* ("fruto"), mais do que qualquer outro livro do Novo Testamento. Antes de Mateus 7.15-20, "fruto" aparece em Mateus 3.7-10, quando João Batista repreende os fariseus:

---

7 Ron de Graaf, Theo G. M. Sandfort & Margreet ten Have, "Suicidality and Sexual Orientation: Differences between Men and Women in a General Population-Based Sample from the Netherlands", *Archives of Sexual Behavior*, v. 35, n. 3 (junho de 2006), p. 253.
8 European Commission, *Special Eurobarometer 437: Discrimination in the EU in 2015* (Bruxelas: European Union, 2015), p. 50.

Raça de víboras, quem vos induziu a fugir da ira vindoura? Produzi, pois, frutos dignos de arrependimento; e não comeceis a dizer entre vós mesmos: Temos por pai a Abraão; porque eu vos afirmo que destas pedras Deus pode suscitar filhos a Abraão. Já está posto o machado à raiz das árvores; toda árvore, pois, que não produz bom fruto é cortada e lançada ao fogo.

Observe com atenção a última frase: "Toda árvore, pois, que não produz bom fruto é cortada e lançada ao fogo". Exceto pela conjunção "pois", essa declaração é idêntica ao que Jesus diz em Mateus 7.19: "Toda árvore que não produz bom fruto é cortada e lançada ao fogo". Não é coincidência; a semelhança é intencional. As duas passagens de Mateus estão intimamente conectadas; o bom fruto é essencialmente o arrependimento, e o mau fruto é a falta dele. Isso é coerente com as palavras de Jesus em Lucas 13:

> Naquela mesma ocasião, chegando alguns, falavam a Jesus a respeito dos galileus cujo sangue Pilatos misturara com os sacrifícios que os mesmos realizavam. Ele, porém, lhes disse: Pensais que esses galileus eram mais pecadores do que todos os outros galileus, por terem padecido estas coisas? Não eram, eu vo-lo afirmo; se, porém, não vos arrependerdes, todos igualmente perecereis. Ou cuidais que aqueles dezoito sobre os quais desabou a torre de Siloé e os matou eram mais culpados que todos os outros habitantes de Jerusalém? Não eram, eu vo-lo afirmo; mas, se não vos arrependerdes, todos igualmente perecereis.
>
> Então, Jesus proferiu a seguinte parábola: Certo homem tinha uma figueira plantada na sua vinha e, vindo procurar fruto nela, não achou. Pelo que disse ao viticultor: Há três anos venho procurar fruto nesta figueira e não acho; podes cortá-la;

para que está ela ainda ocupando inutilmente a terra? Ele, porém, respondeu: Senhor, deixa-a ainda este ano, até que eu escave ao redor dela e lhe ponha estrume. Se vier a dar fruto, bem está; se não, mandarás cortá-la. (vv. 1-9)

Estudar a expressão "mau fruto" em grego deixa tudo ainda mais claro. A palavra "mau" pode ser expressa de diferentes maneiras. Uma delas é *kakos*, que significa "mau, nocivo". Outra é *poneros*, que tem uma conotação moral de "perversidade, iniquidade". No Evangelho de Mateus, *poneros* aparece 26 vezes, todas elas com conotação de maldade e perversidade.

Em Mateus 7, Jesus usa *poneros* para "mau fruto", e não *kakos*. Portanto, na verdade, "mau fruto" deveria ser "fruto perverso, fruto maligno". Apesar da afirmação de Vines, "mau fruto" *não* simboliza uma experiência prejudicial, dolorosa ou inerentemente desagradável, mas simplesmente algo moralmente maligno: a falta de arrependimento. Pelo contexto e o uso do grego, não é possível que "mau fruto" signifique depressão ou suicídio.

Além disso, Jesus não está se referindo a *algo* que gera mau fruto, como um falso ensino — que, segundo Vines, seria a sexualidade bíblica. Jesus está se referindo a *alguém* que gera mau fruto, isto é, um falso profeta. Infelizmente, os falsos profetas daquela época pareciam e agiam como cristãos, sendo tão difíceis identificá-los como hoje. "Acautelai-vos dos falsos profetas, que se vos apresentam disfarçados em ovelhas, mas por dentro são lobos roubadores" (Mt 7.15).

Os falsos mestres alegam, de um jeito encantador e convincente, conhecer a vontade de Deus, mas, na realidade, não a conhecem. O que os torna tão perigosos é a sua grande influência e suas distorções aparentemente agradáveis da verdade de Deus, que não são imediatamente evidentes. O pior é que os falsos mestres têm "um exterior de piedade e justiça, que são os sinais visíveis de ser parte do povo de Deus".[9]

O mais irônico é que Vines não percebe ou ignora completamente o aviso nada ambíguo de Jesus nos versículos imediatamente anteriores à passagem sobre o bom e o mau fruto em Mateus 7.15-20: "Entrai pela porta estreita (larga é a porta, e espaçoso, o caminho que conduz para a perdição, e são muitos os que entram por ela), porque estreita é a porta, e apertado, o caminho que conduz para a vida, e são poucos os que acertam com ela" (Mt 7.13-14). Independentemente da interpretação implausível de Vines, a porta estreita é *difícil*, mas leva à vida.

Logo, será que a sexualidade bíblica realmente causa dano? Ou será que é o falso ensino sobre mau fruto que causa dano a longo prazo? Deixarei que você julgue por si mesmo. O Reformation Project, de Matthew Vines, que promove a plena inclusão de pessoas LGBTQ pela reforma dos ensinamentos da igreja, está fundamentado sobre o conceito falho de "mau fruto". Se, dessa forma, um líder descaradamente tira as Escrituras do contexto, torcendo-as para dizerem o que elas não dizem, todo o resto do que ele ensina deve ser suspeito.

Leiamos novamente a admoestação firme e convincente de nosso Senhor: "Qualquer, porém, que fizer tropeçar a um destes pequeninos que creem em mim, melhor lhe fora que se lhe pendurasse ao pescoço uma grande pedra de moinho, e fosse afogado na profundeza do mar" (Mt 18.6).

Oro para que aqueles que têm ouvidos para ouvir ouçam. E, quanto àqueles que não os têm, oro para que aceitem o gracioso e amoroso dom divino do arrependimento. O bom fruto é o arrependimento. E, usando as palavras de Jesus, rejeitar o arrependimento é verdadeiramente um mau fruto.

---

9 John Nolland, *The Gospel of Matthew: A Commentary on the Greek Text* (Grand Rapids: Eerdmans, 2005), p. 336-37.

17

COMPAIXÃO

O ÚNICO CAMINHO A SEGUIR

Nunca vou me esquecer daquele cheiro de urina. Era 1996, poucos anos antes de me tornar cristão. O degradado Hospital do Condado de Cook mais parecia uma casa assombrada do que um lugar de cura. Meu querido amigo Jordan estava doente, e essa foi a única razão pela qual eu estava naquele lugar horroroso.

Jordan era um animador bem conhecido na comunidade gay, mas poucos sabiam que ele era HIV positivo. Quando se apresentava em alguns clubes gays de Chicago, ele adoeceu seriamente de pneumonia. Para alguém com o sistema imunológico comprometido, isso era uma ameaça à vida.

Tirei alguns dias de folga da escola de odontologia e dirigi de Louisville até lá para vê-lo. Quando cheguei, disseram-me que ele estava em quarentena na unidade de terapia intensiva, de forma que tive de usar máscara, avental e luvas. Quando o vi deitado na cama, o que mais me chocou não foi o fato de que meu amigo jovem e forte parecia magro e cansado, mas, sim, o fato de ele estar completamente sozinho. Nenhum dos seus milhares de fãs e amigos tinha ido visitá-lo. Não pude deixar de pensar: "será que meu fim também vai ser assim?"

Passei a noite com Jordan naquele quarto de hospital escuro e melancólico e, de manhã, por algum motivo maluco, senti que devia ligar para casa. Eu sabia do posicionamento dos meus pais cristãos sobre homossexualidade, mas só queria ouvir uma voz familiar. Quando liguei, minha mãe ficou tão empolgada que quis ir até lá para se encontrar comigo e meu amigo. Fiquei um pouco chocado: eu nunca imaginei que ela teria vontade de conhecer um de meus amigos gays.

Pouco depois, meus pais estavam no corredor do quarto de Jordan, colocando avental, luvas e touca. Eu fiquei muito preocupado que eles pudessem dizer algo que ofendesse Jordan, especialmente em seu estado vulnerável. Mas meu medo desapareceu quando vi os olhos da minha mãe por cima da máscara, cheios de graça e compaixão. Ela me deu um forte abraço, depois foi até Jordan e o abraçou também. Ficamos no quarto por mais de meia hora, conversando e rindo. Meus pais não tocaram em nenhum assunto delicado. Em vez disso, simplesmente conversamos como velhos amigos.

A compaixão deles me pegou de surpresa. Já fazia um tempo que eu não os via e, depois que se tornaram cristãos, esperava que fossem ser críticos com Jordan. Porém, naquele quarto de hospital frio, úmido e triste, as únicas pessoas comigo ao lado da cama desse famoso artista, mostrando compaixão em seu momento de necessidade, foram estranhos: meus pais cristãos.

Meu pai e minha mãe me amaram e amaram meu amigo Jordan naquele dia. A narrativa que se costuma contar é a de pais cristãos rejeitando seus filhos gays e agindo sem amor, ao passo que pais não cristãos realmente os amam e apoiam. No entanto, vivi exatamente o contrário. Antes de meus pais virem a Cristo, eles me rejeitaram; foi só *depois* de sua conversão que eles amaram seu filho gay e mostraram compaixão a um estranho.

COMPAIXÃO

QUEM É O MEU PRÓXIMO?

Nos primeiros capítulos, debatemos a verdade sobre quem somos. Em seguida, nos capítulos seguintes, definimos sexualidade bíblica. Depois, ilustramos a bela teologia do casamento e da solteirice. Nos últimos capítulos, analisamos a santificação, o sofrimento e o arrependimento. E, agora, chegamos à parte prática: mostrar compaixão e amor.

Primeiro, como amamos os estranhos? Tudo começa com boa teologia: "todos pecaram e carecem da glória de Deus" (Rm 3.23). Aliás, não podemos sequer amar como Deus deseja enquanto não compreendermos e aceitarmos plena e pessoalmente a realidade da Grande História de Deus (Criação, Queda, Redenção e Consumação).

Tudo começa quando sabemos que todos fomos criados à imagem de Deus e que todos os santos redimidos ainda são pecadores salvos e tornados santos pela graça de Deus. Foi só quando meus pais conseguiram perceber que a luta *deles* com o pecado não era muito diferente da *minha* que eles conseguiram amar e ter compaixão de Jordan, meu amigo gay.

Uma das minhas parábolas favoritas é a do bom samaritano: um exemplo clássico de como demonstrar compaixão pelo próximo necessitado. Eu li essa parábola muitas vezes, mas, em minhas leituras anteriores, nunca reparei em um detalhe crucial encontrado na pergunta final de Jesus ao intérprete da Lei.

Sua pergunta no fim da parábola altera completamente o ponto central e o tom dessa narrativa que eu pensava conhecer tão bem. As parábolas de Jesus não têm a intenção de nos deixar confortáveis ou de nos fazer sentir bem. Elas têm a intenção de nos provocar a sair da nossa zona de conforto e nos fazer considerar: "o que ainda precisa ser mudado em minha vida?"

A parábola surge de uma pergunta simples em Lucas 10.25, quando um especialista na Lei de Moisés tenta provar Jesus e lhe pergunta: "que farei para herdar a vida eterna?". Em vez de responder, Jesus o prova, dizendo: "Que está escrito na Lei? Como interpretas?" (v. 26). Provavelmente já tendo ouvido Jesus, o mestre da Lei responde mencionando os dois maiores mandamentos: amar a Deus e amar ao próximo.

Então, ele aproveita para fazer esta pergunta: "Quem é o meu próximo?" (v. 29). Revelando seu verdadeiro motivo, que era justificar sua falta de compaixão, o que o escriba realmente quer saber é quem *não* é seu próximo. Esta é a resposta de Jesus:

> Certo homem descia de Jerusalém para Jericó e veio a cair em mãos de salteadores, os quais, depois de tudo lhe roubarem e lhe causarem muitos ferimentos, retiraram-se, deixando-o semimorto. Casualmente, descia um sacerdote por aquele mesmo caminho e, vendo-o, passou de largo. Semelhantemente, um levita descia por aquele lugar e, vendo-o, também passou de largo. Certo samaritano, que seguia o seu caminho, passou-lhe perto e, vendo-o, compadeceu-se dele. E, chegando-se, pensou-lhe os ferimentos, aplicando-lhes óleo e vinho; e, colocando-o sobre o seu próprio animal, levou-o para uma hospedaria e tratou dele. No dia seguinte, tirou dois denários e os entregou ao hospedeiro, dizendo: Cuida deste homem, e, se alguma coisa gastares a mais, eu to indenizarei quando voltar. (vv. 30-35)

Primeiro, vamos recordar o que levou a essa parábola, que foi a pergunta do mestre da Lei: "Quem é o meu próximo?". Pela história, parece bem simples. O bom samaritano vê como seu próximo o viajante que caiu nas mãos dos assaltantes. Qualquer pessoa necessitada, portanto, é nosso próximo. No entanto, esse é o detalhe crucial que eu não tinha notado na pergunta final de Jesus. Se ele tivesse a intenção de que o viajante fosse o próximo, esperaríamos que perguntasse: "Qual destes três te parece ter tratado como seu próximo o homem que caiu na mão dos salteadores?"

Mas *não* é isso que Jesus pergunta.

O que ele pergunta no versículo 36 é: "Qual destes três te parece ter sido o próximo do homem que caiu nas mãos dos salteadores?". Observe a diferença. Jesus é um mestre contador de histórias e, como era seu costume, vira o cenário de cabeça para baixo com uma reviravolta provocativa. Em uma grande inversão de papéis, o próximo não é o viajante que caiu na mão dos ladrões, e sim o samaritano.

A parábola tem um impacto profundo, principalmente à luz do fato de que os judeus consideravam os samaritanos entre as pessoas menos respeitadas. Comer com eles era o mesmo que comer carne de porco.[1] No entanto, o significado da parábola é muito mais do que simplesmente transcender nossos limites humanamente criados de raça e posição social a fim de amarmos o próximo.

Jesus sabe que é quase impossível para esse escriba judeu ir contra sua natureza humana e amar o samaritano indigno de amor, a menos que algo radical aconteça em sua vida. A chave está dentro da história, especificamente no ponto de vista a partir do qual ela é contada: não da perspectiva do bom samaritano, mas da perspectiva do viajante que caiu nas mãos dos salteadores.[2]

A única maneira de o intérprete judeu amar um samaritano como seu próximo é reviver essa parábola do ponto de vista do viajante. Muito provavelmente, o homem que caiu nas mãos dos ladrões era judeu e, portanto, odiava os samaritanos. Um dia, a caminho de Jericó, ele é atacado por uma gangue de criminosos e nocauteado. A última coisa de

---

1 Darrell L. Bock, *Luke – Vol. 2 (9:51–24:53)* (Grand Rapids: Baker Academic, 1996), p. 1031.
2 Ibid., p. 1021.

que ele se lembra é seu nariz sendo esmagado por socos no rosto e a dor intensa de suas costelas se partindo devido aos chutes no estômago.

"É isso... vou morrer."

Agora imagine que ele acorda confuso, deitado em uma cama quente. Um estranho que se diz estalajadeiro rapidamente lhe traz comida e bebida e, depois, cuida de suas feridas. Ainda com uma dor excruciante, o homem que caiu nas mãos dos bandidos está chocado pelo simples fato de estar vivo. Supondo que foi aquele estalajadeiro quem salvou sua vida, o viajante começa a agradecer-lhe. Mas o que sai da boca do dono da hospedaria muda sua vida para sempre.

O estalajadeiro lhe diz que foi um samaritano quem parou, teve compaixão, atou as feridas do homem e o trouxe até aquela pousada. O samaritano prometeu pagar toda a quantia necessária para que o viajante se recuperasse por completo.

Pare e tente assimilar essa ideia. Responda: será que o homem que caiu nas mãos dos salteadores foi transformado ao ouvir essa notícia? Será que ele, um viajante judeu que desprezava os samaritanos, passou a ter uma perspectiva totalmente diferente sobre os samaritanos e quaisquer outros estranhos?

Com isso em mente, respondamos a esta pergunta novamente: "quem é o meu próximo?". Aposto que, se o intérprete da Lei realmente se colocasse no lugar do viajante, teria uma perspectiva sobre a vida completamente diferente. Jesus não está nos exortando apenas a amar as pessoas necessitadas; ele nos manda amar as pessoas que vemos que são desprezadas, indignas e estrangeiras.

De forma sutil e criativa, Jesus diz que a única maneira de amarmos nosso próximo — a única maneira de um judeu amar um samaritano desprezado ou um cristão amar um estranho — é nos colocando no lugar do homem que caiu nas mãos dos assaltantes. Então, vamos fazer isso.

Eu estava descendo de Jerusalém para Jericó e *caí* nas mãos de salteadores, que *me* despiram, *me* espancaram e foram embora, deixando-*me* quase morto. Então, por acaso, um sacerdote estava indo por esse caminho e, quando *me* viu, foi pelo outro lado. Da mesma forma um levita, quando chegou ao local e *me* viu, foi pelo outro lado. Mas um samaritano, enquanto viajava, veio para onde *eu* estava e, quando *me* viu, teve compaixão. Ele foi até *mim* e tratou *minhas* feridas, derramando nelas azeite e vinho. Em seguida, ele *me* acomodou em seu próprio animal, *me* levou para uma hospedaria e cuidou de *mim*. E, no dia seguinte, ele tirou dois denários e os deu ao estalajadeiro, dizendo: "Cuide *deste indivíduo*, e o que quer que você gaste a mais, eu lhe pagarei quando voltar".

Se formos sinceros, o que aconteceu com esse viajante não é muito diferente do que aconteceu com cada um de nós no grande esquema da história redentora de Deus. A consequência da Queda nos roubou, espancou e deixou quase mortos à beira do caminho. Todos aqueles que esperávamos que nos ajudassem, em vez disso, passaram longe de nós. Mas uma pessoa parou e teve compaixão.

Essa pessoa é Jesus.

Jesus até mesmo pagou o preço máximo de sua própria vida para que fôssemos curados. Só quando nos identificamos com o viajante que caiu nas mãos dos ladrões e percebemos que Jesus é o bom samaritano mostrando compaixão, realmente conseguimos amar nosso próximo como a nós mesmos.

O principal ensinamento dessa parábola não é "ame o seu próximo, esforçando-se para ser como o bom samaritano", mas "ame o seu próximo, percebendo que você é o viajante e que Jesus, o bom samaritano, o amou primeiro".

Como o samaritano pode representar tanto o indivíduo desprezado e rejeitado, a quem devemos amar como nosso próximo, *quanto* Jesus, que nos amou primeiro? A resposta está no Antigo e no Novo Testamento. Em Isaías 53.3, é descrito o Servo Sofredor, o Messias que viria: "Era desprezado e o mais rejeitado entre os homens".

Em Mateus 25.35-36, Jesus explica que demonstrar compaixão pelos outros é demonstrar compaixão por ele mesmo: "Porque tive fome, e me destes de comer; tive sede, e me destes de beber; era forasteiro, e me hospedastes; estava nu, e me vestistes; enfermo, e me visitastes; preso, e fostes ver-me".

Quando meus pais mostraram compaixão por Jordan, um completo estranho, eles não o fizeram juntando toda bondade que havia nas profundezas de seu coração. Eles fizeram isso porque perceberam que eram tão pecadores e destruídos quanto o homem que caiu nas mãos dos salteadores. Eles me amaram e amaram Jordan porque Jesus os amou primeiro. Na verdade, seu amor foi um transbordar do abundante amor de Cristo por eles.

Entendendo a parábola dessa forma, vemos que o ato de amar o nosso próximo não começa quando *somos como* o bom samaritano, mas quando *somos* o homem que caiu nas mãos dos salteadores. Resumindo: para salvar os outros, precisamos ser salvos primeiro! Quando reconhecemos isso, o nosso amor não surge da bondade que há em nosso coração, mas é um reflexo daquele que nos amou primeiro.

ESCONDER OU PROCURAR

Mostrar compaixão é essencial, mas como podemos caminhar lado a lado com aqueles que se escondem, pessoas que têm medo de se abrir e falar sobre suas lutas, especialmente em relação à sexualidade?

Durante a pesquisa para minha tese de doutorado, investiguei algumas das razões pelas quais cristãos com atração por pessoas do mesmo sexo não falam de suas lutas, o que, por vezes, resulta em sua busca de ajuda no mundo.[3] Nós, evangélicos, nos sentimos à vontade para nos abrir sobre uma série de dificuldades, como vício em pornografia, transtornos alimentares, alcoolismo e abuso sexual. No entanto, muitos sentem que a atração por pessoas do mesmo sexo é a única coisa que não podem compartilhar com outros cristãos.

Se a igreja cristã funcionasse como deveria, esse estigma acabaria. Por experiência própria, sei que o melhor lugar para lidar com questões relacionadas à sexualidade é o corpo de Cristo, onde a verdade de Deus é nossa base firme e a sexualidade bíblica é o padrão inconfundível.

Em vez disso, nossos jovens, muitas vezes, buscam respostas no mundo, pois acham que serão julgados pela igreja simplesmente por sentirem atração por pessoas do mesmo sexo. Eles têm medo de que ninguém os entenda. Não é à toa que muitos acabam tendo um entendimento errado da sexualidade.

Como parte da minha pesquisa de doutorado, entrevistei pessoas com atração por pessoas do mesmo sexo e fiz perguntas abertas sobre suas experiências na comunidade cristã. Muitas das respostas partiram meu coração. Uma pessoa respondeu: "Eu tinha muito medo de ser julgado e desprezado por algo que eu não queria e que não estava no meu controle".

Outra disse: "Eu sentia que não seria compreendida... Pensava que, no mínimo, seria rejeitada pelos outros e talvez até zombassem de mim". Outro ainda deu este motivo para seu silêncio: "Eu tinha pavor de contar a meus amigos próximos por este motivo: eu não suportaria perder as amizades mais importantes da minha vida". De todas as respostas dos 80

---

3 Christopher Yuan, *Giving a Voice to the Voiceless: A Qualitative Study of Reducing Marginalization of Lesbian, Gay, Bisexual, and Same-Sex Attracted Students at Christian Colleges and Universities* (Eugene: Wipf & Stock, 2016).

participantes do meu estudo, essas respostas devastadoras infelizmente eram comuns.

Dou aulas no Moody Bible Institute há mais de dez anos e, todo semestre, tenho alunos que me confidenciam batalhas sobre sua sexualidade. Geralmente estão lutando sozinhos, de maneira que, devido ao seu isolamento, alguns enfrentam depressão e até mesmo pensamentos suicidas. Eles têm medo de que, se procurarem seus familiares cristãos, seu pastor ou o pastor de jovens, não encontrarão misericórdia, graça e compreensão. Infelizmente, isso muitas vezes é verdade.

Nossas escolas públicas e universidades criaram espaços seguros onde as pessoas podem expressar suas experiências livremente, sem serem marginalizadas. Contudo, eu me pergunto: será que a Igreja não devia ser o lugar mais seguro do mundo? Obviamente, o corpo de Cristo não deveria se contentar apenas com ser seguro. Nosso objetivo é ser seguro *e* restaurador. Mas somos assim?

Bem, alguns de vocês podem estar pensando em um amigo próximo, alguém que vocês acreditam ter atração por pessoas do mesmo sexo. Você pode tocar no assunto? Como perguntar? *Não faça isso.* Mesmo que queiramos caminhar com nosso amigo em meio a isso, devemos praticar a paciência. A sexualidade é uma questão muito pessoal e privada.

Precisamos permitir que nossos amigos se abram sobre sua sexualidade no tempo deles, não no nosso. Mas o que você *pode* fazer é dar-lhes a segurança de sua amizade. Comece assim: "Agradeço a Deus por ter colocado você na minha vida. O que você disser ou fizer não vai mudar a nossa amizade". Isso cria um lugar seguro e os convida a entrar.

Na minha experiência, os cristãos às vezes ficam surpresos ao descobrirem que um amigo ou ente querido sente atração por pessoas do mesmo sexo. "Cresci com ele", dizem perplexos. "Como isso pôde acontecer? Nós íamos à igreja e ao grupo de jovens juntos; os pais dele são cristãos — ele até fez *homeschool*!". Mas como é possível não entendermos que *todos* são tentados pelo pecado? O fato de termos sido criados em um lar cristão e de termos frequentado a igreja quando crianças nos torna isentos de lutar contra nossa carne? É claro que não!

Se somos seguidores de Cristo redimidos, devemos ser transparentes e sinceros, mostrando que não temos tudo resolvido em nossa vida. Seremos um lugar seguro e restaurador para que todos os nossos irmãos e irmãs admitam conosco: "Estou destruído e preciso desesperadamente de Jesus". Embora nossas lutas individuais possam parecer um pouco diferentes, o problema geral é o mesmo: o pecado. E a resposta geral é a mesma: vida nova e renovação diária em Cristo.

Como irmãos e irmãs em Cristo, precisamos nos reunir como uma família espiritual amorosa e íntima, caminhando de mãos dadas com aqueles que estão lutando — não para consertá-los, não porque tenhamos todas as respostas, mas porque conhecemos alguém que as tem. Seu nome é Jesus.

18

ALCANCE

DIRETRIZES PARA NOSSAS CONVERSAS

Vários dos meus colegas do Moody Bible Institute são missionários que compartilham o amor de Cristo e a beleza do Evangelho com muçulmanos em países fechados. Compartilhar o Evangelho no Oriente Médio exige muita criatividade e paciência. Sem nos apressarmos em debater diferenças teológicas, devemos primeiro ser sensíveis e respeitosos, especialmente à luz da percepção negativa que eles têm dos cristãos.

Infelizmente, muitos muçulmanos sentem que os cristãos têm profunda hostilidade em relação a eles. Embora eu pessoalmente não conheça nenhum cristão nascido de novo que odeie muçulmanos, eles devem ter motivos para pensar assim. Diante disso, devemos começar construindo relacionamentos com paciência, sem nos apressarmos em apontar que os outros estão errados ou vivendo em pecado. Devemos evitar uma atitude de "nós contra eles". Se queremos levar os muçulmanos a Cristo, devemos construir confiança antes de abordarmos assuntos controversos.

Sempre pensei que deveríamos basear nosso ministério com gays e lésbicas em nosso ministério com muçulmanos. À primeira vista, os dois grupos são muito diferentes. No entanto, ambos têm uma coisa em comum: a maneira como veem os cristãos. Assim como os muçulmanos, a percepção de muitos gays e lésbicas é que temos uma profunda hostilidade contra eles.

Portanto, o ministério à comunidade gay também exige muita criatividade e paciência. Sem nos apressarmos em debater diferenças teológicas, devemos ser sensíveis e respeitosos. Com nossos amigos gays, começamos construindo relacionamentos com paciência, e não nos apressando em apontar que eles estão errados ou vivendo em pecado. Se queremos levar nossos amigos gays a Cristo, devemos construir confiança antes de abordarmos assuntos controversos.

Devemos *viver* o Evangelho antes de *pregar* o Evangelho. Na verdade, a comunidade gay pode ser um dos povos menos alcançados da nossa época. Como compartilharmos o amor de Cristo e a beleza do Evangelho com nossos amigos e entes queridos na comunidade gay que não conhecem a Cristo? A seguir, veremos o que fazer e o que não fazer.

O QUE NÃO FAZER

A ignorância *não* é uma bênção. Aquilo que não sabemos *pode* nos machucar ou, pelo menos, prejudicar muito nossa capacidade de compartilhar Cristo com as pessoas que amamos. Sem perceber, podemos facilmente ofender alguém com algo que fazemos e destruir nossas chances de compartilhar Cristo. A seguir serão listadas algumas atitudes que devem ser evitadas.

Não compare relacionamentos entre pessoas do mesmo sexo com outros pecados

Com seus amigos gays ateus, não é bom comparar o pecado deles com outros pecados, como ciúmes, orgulho ou fofoca. Você poderia usar isso com outros descrentes, porque todos já foram culpados desses pecados aparentemente menores. O problema é que seus amigos gays não acreditam que suas relações com pessoas do mesmo sexo sejam pecaminosas.

Além disso, quando dizemos que "a homossexualidade é pecado", e nossos amigos acreditam que "ser gay" é sua identidade, eles ouvem nossa mensagem como se estivéssemos dizendo que a essência do ser deles, sua pessoa inteira, é pecaminosa. Começar com a identidade errada leva a um mal-entendido sobre a doutrina do pecado.

Acredito que é muito mais produtivo falar sobre identidade. "Quem é você? Conte-me mais sobre você." Esse é um ótimo ponto de partida com qualquer pessoa. E aprofunde-se no que eles querem dizer com *gay* e se realmente a atração deve ser a essência de quem somos. Dessa forma, você conseguirá aprofundar a conversa e provavelmente terá a chance de compartilhar sobre sua própria identidade em Cristo. Fale primeiro sobre Jesus, não sobre moralidade.

Não use as palavras "estilo de vida" ou "escolha"

Esses dois termos podem se encaixar bem em nossa compreensão da humanidade e do pecado, pois o comportamento pecaminoso é, de fato, uma escolha, e continuar a pecar é um estilo de vida. No entanto, aqueles que não têm uma cosmovisão cristã não conseguem separar seu comportamento de quem eles são.

Pode até ser ofensivo dizer à sua amiga lésbica que ela "luta" com a atração por alguém do mesmo sexo. Quando eu vivia como um homem gay, isso não era minha "luta", meu "estilo de vida" nem minha "escolha". Era apenas *quem eu era*. Mais uma vez, as implicações de uma identidade falsa são amplas.

É bem provável que seu ente querido ou amigo seja excessivamente sensível e que o uso não intencional de uma palavra específica possa ofendê-lo profundamente. Se você não souber qual palavra ou identificação usar, seja sincero e pergunte. Em geral, a linguagem é muito importante para nossos amigos gays.

Assim como os missionários precisam aprender um novo vocabulário, nós também precisamos aprender o vocabulário de nossos amigos gays. Desde que vivi na comunidade gay, 20 anos se passaram e a linguagem mudou dramaticamente; agora estou aprendendo a nova terminologia. Quero encontrar as pessoas onde elas estão, usando a estratégia de evitar certas palavras e falar sua linguagem, a fim de remetê-las a Cristo.

Em vez de dizer "ame o pecador, odeie o pecado", ame efetivamente

Gostamos muito da frase: "ame o pecador, odeie o pecado". Contudo, não percebemos que os não cristãos a odeiam. Quando você diz aos seus amigos gays: "eu amo você, mas odeio o seu pecado", eles definitivamente não se sentem amados! Tudo o que eles ouvem é o que vem depois do "mas". Portanto: faça, não diga.

Na verdade, devemos ter bastante cuidado com o uso da conjunção "mas". Por exemplo, muitos pais cristãos que recebem a notícia de que seu filho ou filha é gay podem dizer: "eu amo você, mas...". Quando dizemos "mas", isso anula tudo o que foi dito antes. Em vez disso, diga apenas: "eu amo você". Deixe o resto para outro dia.

Não fique debatendo o tempo todo

Embora sejamos compelidos a falar a verdade em amor, também precisamos perceber que as pessoas não são levadas ao Reino de Deus por meio de debates. Por exemplo, quando os fariseus e saduceus tentavam puxar Jesus para um debate, ele nunca caía na armadilha deles. Às vezes, ele respondia a uma pergunta muito mais importante — por exemplo, se deveriam ou não pagar impostos a César (Mt 22.15-22; Mc 12.13-17; Lc 20.20-26).

ALCANCE

Se observarmos com atenção, veremos que as respostas de Jesus eram personalizadas. Diante dos principais sacerdotes, anciãos, Pilatos e Herodes, às vezes Jesus simplesmente não respondia (Mt 27.12-14; Mc 15.5; Lc 23.9). Para as multidões, cujo coração estava endurecido, ele falava em parábolas (Mt 13.10-15, 34-35). Para os discípulos, a quem foram dados ouvidos para ouvir, Jesus explicava os segredos do Reino dos Céus (Mt 13.11, 16).

Há tempo para a verdade; só precisamos saber o momento certo e a maneira certa de dizê-la. Já que Jesus *é* a verdade, não havia necessidade de ele se defender. Às vezes, o Filho de Deus respondia a uma pergunta com outra pergunta. Por exemplo, em João 18.33-34, Pilatos lhe perguntou se ele era ou não era o rei dos judeus. Jesus respondeu: "Vem de ti mesmo esta pergunta ou to disseram outros a meu respeito?"

Jesus virava o jogo, e o questionador se tornava o questionado. Isso fazia com que os dois fossem mais a fundo, indo além de apenas responder a uma pergunta com "sim" ou "não". O mais importante era o seguinte: Pilatos seguiria a Jesus ou não? Da mesma forma, o mais importante não é convencer os outros de que os relacionamentos homossexuais são pecaminosos. O que realmente importa é se as pessoas receberão o dom da fé e seguirão a Jesus.

Quando um descrente nos pergunta: "ser gay é pecado?", podemos fazer a conversa ir mais fundo com uma das duas perguntas: "como você define pecado?" ou "o que significa ser gay?". Isso levará a uma discussão mais ampla sobre moralidade ou identidade.

Se alguém perguntar: "você acha que os gays vão para o inferno?", eu questionaria: "qual é a sua compreensão sobre quem merece o juízo de Deus?". Assim, você pode ter uma excelente conversa sobre o caráter de Deus e a pecaminosidade da humanidade. E isso pode facilmente levar à questão da necessidade de Jesus como o sacrifício perfeito pelo pecado.

Saber como responder com boas perguntas é provavelmente uma das formas mais eficazes de evangelismo e apologética.

FALE DE CRISTO

Você pode ter um filho ou uma filha homossexual que rejeitou a fé. Qual é a melhor forma de compartilhar a luz de Cristo? Obviamente, devemos ser sensíveis à direção do Espírito Santo. A seguir temos apenas algumas sugestões, não uma fórmula. Lembre-se sempre de que a principal preocupação não é a sexualidade do seu filho ou filha, nem o relacionamento homossexual, e sim o coração. Como disse anteriormente, o meu maior pecado não era o comportamento sexual homossexual; o meu maior pecado era a incredulidade.

Ore e jejue

Começar com oração é uma maneira de nos lembrarmos de que só Deus muda corações. Por mais que amemos alguém e nos esforcemos, não podemos fazer alguém acreditar em Jesus. Quando parecia não haver esperança, minha mãe se comprometeu a focar não na desesperança, mas nas promessas de Deus. Ela recrutou mais de cem guerreiros de oração da igreja e do seu grupo de estudo bíblico, os quais, juntos, clamaram a Deus por mim.

Minha mãe começou a fazer uma oração ousada: "Senhor, faz o que for necessário para trazer este filho pródigo a ti." Em seu desespero, ela jejuou todas as segundas-feiras por oito anos e, em uma ocasião, jejuou durante 39 dias por mim. Ela passava horas todas as manhãs no closet onde orava, lendo a Bíblia e intercedendo por mim e por muitos outros. Ela realmente escreveu algumas de suas orações, e esta é uma delas:

> Eu ficarei na brecha em favor de Christopher. Ficarei até que a vitória seja conquistada, até que o coração de Christopher mude. Ficarei na brecha todos os dias, e ali orarei com fervor. E, Senhor, só peço um favor: não me deixes fraquejar. Se as coisas ficarem muito difíceis, como podem ficar, eu nunca

desistirei deste filho, assim com tu não desistirás. Embora o inimigo busque destruir, não desistirei de interceder, mesmo que isso leve anos. Entrego a ti meus medos e lágrimas, confiando durante todas as minhas súplicas.

Ela fez essas orações por oito anos, mas parecia que Deus não estava respondendo. Ele, porém, respondeu, embora não da maneira que ela esperava. A resposta de Deus foi: "espere; aquiete-se e saiba que eu sou Deus" (Sl 46.10). Durante aqueles anos difíceis, eu não estava mudando, e as coisas até estavam piorando para mim. Contudo, o objetivo de Deus para aquela fase era que meus pais fossem mudados, que eles fossem transformados e que fossem troféus de sua misericórdia divina.

Oswald Chambers disse: "Não estamos aqui para provar que Deus responde orações; estamos aqui para ser monumentos vivos de sua graça".[1] Enquanto viviam aqueles anos de espera, meus pais aprenderam a caminhar e a viver como monumentos da graça de Deus, à medida que ele os atraía para si todos os dias.

Infelizmente, parece que a igreja aqui nos Estados Unidos se esqueceu da disciplina espiritual do jejum, rebaixando-a a algo que só os *super* cristãos fazem. Assim como ofertar e orar não são opcionais, o jejum é esperado do crente: Jesus diz não "se", mas "quando jejuardes" (Mt 6.16-18). O jejum é uma batalha física contra nossa carne, que nos lembra da batalha espiritual contra nossa natureza pecaminosa.

Talvez você conheça o filme *Quarto de Guerra* (2015), escrito e produzido por Alex e Stephen Kendrick. O filme fala sobre o poder da oração. Chris Fabry, autor e apresentador da rádio Moody, trabalhou com os irmãos Kendrick para adaptar o filme para um livro, que foi

---

1 Oswald Chambers, *My Utmost for His Highest: Selections for the Year* (Nova York: Dodd, Mead, 1935), p. 219 [edição em português: *Tudo para Ele* (Curitiba: Pão Diário, 2018)].

publicado quase ao mesmo tempo que o filme. Meus pais e eu recebemos uma cópia antecipada desse livro e notamos que Fabry escreveu na página de dedicatória: "Para Angela Yuan, guerreira de oração".[2]

Muitos de nós oramos por nossos entes queridos e amigos, e devemos continuar a fazê-lo com persistência e expectativa. Porém, quantos na comunidade gay não têm um único cristão orando por eles? Eu me pergunto o que aconteceria se a igreja se comprometesse a orar por essa comunidade, especificamente por nossos conhecidos que são gays. Não seria incrível se houvesse um avivamento?

Ouça

Não me lembro onde ouvi este provérbio: "Deus nos deu dois ouvidos e uma boca para nos lembrar que devemos ouvir mais do que falar". Se queremos que nossos amigos gays não crentes nos escutem, primeiro devemos ouvi-los.

Ao ouvir as histórias de seus amigos gays sobre seus parceiros, como você poderia responder? "Fico muito feliz por você" não seria algo certo a dizer. Em vez disso, você pode simplesmente reconhecer a experiência dele, dizendo: "eu vejo que essa pessoa significa muito para você". Lembre-se: reconhecer os sentimentos de alguém não significa concordar com suas ações. O apóstolo Paulo nos lembra que "a bondade de Deus é que te conduz ao arrependimento" (Rm 2.4).

Seja intencional

Não tenha medo de atravessar a rua e convidar seus vizinhos gays para jantar. Alguns cristãos têm medo de que fazer isso seja o mesmo que

---

2 Chris Fabry, *War Room: Prayer Is a Powerful Weapon* (Carol Stream: Tyndale, 2015), p. 172 [edição em português: *Quarto de Guerra: A Oração É uma Arma Poderosa na Batalha Espiritual* (São Paulo: Thomas Nelson Brasil, 2016)].

aprovar o pecado deles. No entanto, até onde sei, é comum convidarmos pecadores para o jantar! Estamos apenas comendo, não pecando com eles. Com sua justiça própria e hipocrisia, os fariseus falavam de forma pejorativa sobre Jesus comer com pecadores e cobradores de impostos (Mt 9.11; Mc 2.16). Como as pessoas podem conhecer Cristo se nunca experimentarem seu amor?

Da mesma forma, alguns pais se perguntam se ter o parceiro de um filho em casa transmite a ideia de aprovação. Pais, seus filhos não duvidam do posicionamento de vocês em relação à homossexualidade, mas sim do amor sincero de vocês por eles. Vocês podem argumentar que nunca fizeram nada que insinue que não os amam, e eu acredito! Contudo, vocês precisam saber que o mundo e os amigos deles vivem dizendo que vocês *não* os amam de verdade e que não os entendem nem os conhecem de verdade, só porque vocês são cristãos e pensam que eles estão vivendo em pecado. Muitas vezes, amá-los é como tentar resistir a uma onda de desconfiança e ceticismo.

Como fazer isso? Cobrindo seus filhos de amor. Dizendo clara e repetidamente que vocês os amam. Quando eu estava em um país distante, minha mãe me enviava cartões cristãos dia sim, dia não. Ela assinava todos os cartões com: "Amo você para sempre. Mamãe".

Eu não lia os cartões; apenas os jogava no lixo. No entanto, ela estava plantando sementes, e hoje eu certamente me lembro dos cartões. Imagine se você enviasse uma mensagem de texto para o seu ente querido duas vezes por semana este ano. O coração dele amoleceria. Pode ser algo simples como: "Pensei em você hoje", "Espero que você esteja tendo um dia abençoado" ou "Eu amo você e estou orando por você!".

Conheço pais que fizeram isso, e a filha deles disse: "Não orem por mim, porque eu sei pelo que vocês estão orando!". Eu lhes disse que respondessem: "Nós oramos por todos que amamos". Como um filho pode argumentar contra isso? Além disso, nossa casa deve estar sempre aberta para nossos filhos e seus amigos. Que grande oportunidade de mostrar como é um lar cristão!

Conheço pais que tinham um filho gay e que, a princípio, tinham dificuldade até mesmo de conhecer o parceiro dele. Porém, depois de entenderem que o parceiro também precisava conhecer a Cristo, começaram a convidá-lo para sua casa. O tempo passou, e os pais realmente desenvolveram um relacionamento firme com o namorado do filho. Após vários anos, os dois homens se separaram, mas os pais continuaram em contato com o ex-namorado do filho. Em uma virada impressionante, esse rapaz se converteu a Cristo e até expressou que o pai do ex-namorado era a única figura paterna que ele tivera em sua vida. Nunca se sabe o que pode acontecer se amarmos os outros em nome de Jesus!

Seja paciente e persistente

Meus pais oraram por oito anos, e, na verdade, isso foi relativamente pouco tempo. Conheço pessoas que estão orando há décadas. Se Deus foi paciente e persistente conosco, não deveríamos fazer o mesmo com os outros em sua jornada até Deus?

Ficar na brecha pode ser longo e tedioso, mas o exemplo de Jesus como o Bom Pastor nos mostra que vale a pena buscar uma única ovelha perdida que seja, até encontrá-la. Nós desistimos muito facilmente porque temos pouca fé. Enquanto minha mãe orava por mim, ela também orava para que Deus lhe desse perseverança. Como a viúva insistente, minha mãe continuava "incomodando" a Deus com sua petição, para que ele não se esquecesse (Lc 18.1-8).

Eu chamo isso de praticar a disciplina espiritual da espera. Nós sempre queremos que as coisas sejam feitas no nosso tempo, mas, muitas vezes, Deus simplesmente quer que confiemos nele, e o nosso trabalho é esperar. E, enquanto esperamos, Deus trabalha em nosso filho. No entanto, isso não significa que não fazemos nada, pois continuamos orando e jejuando.

Isso também tem a ver com praticarmos o costume da presença, isto é, estarmos disponíveis para nossos entes queridos, mesmo quando não querem a nossa presença. Então, quando Deus age e faz o que é necessário, nossa mera presença comunica que somos pessoas a quem eles podem recorrer.

Seja transparente

Não é fácil compartilhar o Evangelho com aqueles cujos corações podem estar fechados. Se você pegar sua Bíblia, provavelmente eles fugirão ou começarão a debater com você. Mas há algo que ninguém pode tirar de você: o que Deus fez na sua vida.

Se você é um seguidor de Cristo, não deveria ser o mesmo de dez anos atrás, dez meses atrás ou até dez semanas atrás! Esteja disposto a falar sobre as coisas incríveis que Deus fez. A nova vida em Cristo deve ser mais do que algo em sua mente. Viver uma vida centrada no Evangelho deve ser algo visível e tangível.

Pessoalmente, eu nunca teria dado atenção ao Evangelho se não o tivesse visto na vida dos meus pais. Quando vi aquela Bíblia no lixo da prisão, eu não a teria pego se não a tivesse visto em prática na vida do meu pai e da minha mãe. Eu não parei de buscar um relacionamento homossexual porque meus pais me convenceram de que isso era pecado. Eu não parei porque eles me convenceram de que era prejudicial. Eu parei porque eles me mostraram algo melhor, e o nome dele é Jesus.

O mandamento que nos ordena pregarmos o Evangelho serão apenas palavras vazias se nossa vida não mostrar evidências de transformação. Se Jesus Cristo dá uma nova vida, ela deve ser visível. Se não temos alegria em meio à tristeza, esperança em meio ao desespero, paz em meio às lutas, então, na verdade, talvez precisemos de um avivamento em nosso próprio coração primeiro.

Este é o meu ponto: devemos mostrar a beleza do Evangelho em prática em nossa vida diária e deixar que isso seja a base da qual proclamamos as Boas Novas aos perdidos. Em meio a todo o engano do mundo — dinheiro, fama, carreira, poder, felicidade ou até mesmo um relacionamento —, independentemente daquilo a que as pessoas se apeguem, nada se compara à alegria e à satisfação de uma vida completamente rendida a Deus.

Nosso trabalho como seguidores de Cristo é viver de uma maneira que torne inconfundível para o mundo moribundo que Jesus é melhor do que qualquer coisa que este mundo tem a oferecer.

19
RECEBENDO AS NOTÍCIAS

COMO REAGIR QUANDO UM AMIGO SE ABRE

Muitos têm o desejo de ministrar àqueles que têm atração por pessoas do mesmo sexo e àqueles que se identificam como gays. Isso é bom! Mas precisamos perceber que nossa abordagem com essas pessoas nem sempre será a mesma. Se seu amigo gay não conhece a Cristo, o foco deve ser o alcance e o evangelismo. Se seu ente querido com atração por pessoas do mesmo sexo é um seguidor de Cristo, o foco deve ser o discipulado e a mentoria.

E quanto àqueles que dizem ser cristãos e pensam que seu relacionamento homossexual *não* é pecado? Não deixe que os que dizem essas coisas se esqueçam das palavras sérias de Jesus — e que todos nós também as ouçamos:

> Nem todo o que me diz "Senhor, Senhor!" entrará no reino dos céus, mas aquele que faz a vontade de meu Pai, que está nos céus. Muitos, naquele dia, hão de dizer-me: Senhor, Senhor! Porventura, não temos nós profetizado em teu nome, e em teu nome não expelimos demônios, e em teu nome não fizemos

muitos milagres? Então, lhes direi explicitamente: nunca vos conheci. Apartai-vos de mim, os que praticais a iniquidade. (Mt 7.21-23)

Estima-se que quase três quartos dos americanos alegam ser cristãos.[1] Não seria maravilhoso se isso fosse realmente verdade? Lamentavelmente, de acordo com as palavras de Jesus, nem todos que dizem ser cristãos são, de fato, cristãos.

Embora não possamos prever o destino eterno das pessoas (lembrando que a jornada delas ainda não terminou), podemos ver se hoje elas estão fazendo a vontade do Pai ou ainda praticando a iniquidade. Elas estão produzindo o bom fruto do arrependimento ou o mau fruto da impenitência?

Assim, à luz de tudo o que debatemos, homens e mulheres que se identificam como gays e dizem que podem ter Jesus e seu relacionamento homossexual *ao mesmo tempo* não só abandonam a sexualidade bíblica e centrada no Evangelho, mas também distorcem a imagem de Deus e as doutrinas do pecado, identidade, desejo, solteirice, santificação e sofrimento por causa do Evangelho.

Na verdade, eles estão defendendo um novo e falso evangelho da prosperidade. Essas pessoas querem pertencer a Jesus sem abrir mão de sua identidade sexual. Essa anêmica teologia do sofrimento equivale a Cristo sem sua cruz, o que não corresponde ao Evangelho. Até que estejam prontas para se entregar *por completo* e ser crucificadas com Cristo (Gl 2.20), nosso objetivo com elas é compartilhar o verdadeiro Evangelho, ou seja, evangelismo e alcance.

No capítulo anterior, já abordei algumas coisas sobre compartilhar Cristo com entes queridos gays que não o conhecem. Essas sugestões

---

[1] Barna Group, *The State of the Church 2016*, 15 de setembro de 2016. Disponível em: www.barna.com/research/state-church-2016. Acesso em: 23 de jan. 2025.

também se aplicam às pessoas que se apegam a esse falso evangelho. Elas precisam nascer de novo. Precisam negar a si mesmas, tomar sua cruz e seguir a Jesus!

Algumas organizações bem-intencionadas incentivam uma mudança de postura, visando simplesmente mostrar compaixão pela comunidade gay, o que é muito importante. No entanto, se o objetivo final for apenas o amor, sem o novo nascimento, sem seguir a Jesus e sem buscar a santificação e o discipulado, estamos, na verdade, anulando o Evangelho.

Às vezes, em nosso entusiasmo de amar, não temos um plano para os que creem. Nosso alcance se torna um fim em si mesmo, sem ter em mente o discipulado e a santificação. Isso equivale a abandonar um recém-nascido, esperando que ele cuide de si mesmo sozinho. O novo crente é tão dependente de outros para crescer quanto um bebê. Se você está em posição de mentorear seu amigo ou ente querido com atração por pessoas do mesmo sexo, faça isso! No entanto, se você é apenas um colega ou um bom amigo, incentive-o a buscar um relacionamento de discipulado com um mentor piedoso. Ser discípulo e fazer discípulos são aspectos indispensáveis de seguir a Jesus. O evangelismo deve apoiar e ser apoiado pelo discipulado.

No próximo capítulo falarei sobre discipulado. Mas e se seu amigo ou ente querido cristão se abrir com você e falar de sua atração por pessoas do mesmo sexo? O que você deve dizer? Como deve responder?[2]

NÃO ENTRE EM PÂNICO

Parece desnecessário dizer isso, mas sei que é comum as pessoas ficarem arrasadas ao receberem essa notícia de um ente querido. Os pais

---

[2] Um livro muito útil e conciso sobre homossexualidade, de leitura rápida e que resume questões bíblicas e práticas, é Sam Allberry, *Deus é contra os Homossexuais? A Homossexualidade, a Bíblia e Atração por Pessoas do Mesmo Sexo* (Brasília: Monergismo, 2020).

se perguntam: "o que nós fizemos de errado? Como foi que isso aconteceu?". Lembre-se de que todos somos pecadores e de que a luta do seu ente querido contra o pecado é apenas isto: uma luta contra o pecado. Se entendermos a verdade das Escrituras sobre nós, veremos que todos lutamos contra o pecado. Isso não é novidade!

Já que todos somos tentados pelo pecado, todos precisamos do Espírito Santo para nos capacitar a fugir diariamente de comportamentos e desejos ilícitos. Ao ouvir seu ente querido, seja um reflexo de Jesus, que é "cheio de graça e de verdade" (Jo 1.14). Não se esqueça de que nosso Pai é "compassivo, clemente e longânimo e grande em misericórdia e fidelidade" (Êx 34.6). Faça o seu melhor para amar dessa maneira.

AGRADEÇA AO SEU AMIGO

Abrir-se com um amigo cristão sobre sua atração por pessoas do mesmo sexo pode ser uma coisa muito assustadora a se fazer. Imagine manter algo em segredo durante anos, senão décadas. Isso gera camadas e mais camadas, anos e mais anos de estigma e vergonha. Essas pessoas geralmente têm um medo enorme de que, se alguém descobrir a verdade sobre sua atração, serão julgadas, desprezadas e até mesmo rejeitadas.

Muito provavelmente, levou meses para que seus amigos ou entes queridos chegassem a esse dia e lhe confiassem esse segredo. Eles provavelmente ensaiaram várias vezes na cabeça o que diriam e como diriam. Só o fato de seus entes queridos se abrirem já diz muito sobre você, que é alguém em quem as pessoas podem confiar. Diga-lhes o quanto você aprecia ser convidado a caminhar ao seu lado. Comprometa-se a caminhar com elas pelos altos e baixos.

SEJA UM AMIGO, NÃO UM ESPECIALISTA

Você pode se sentir despreparado porque nunca sentiu atração por pessoas do mesmo sexo. Como é possível, então, que você consiga ajudar seu amigo ou ente querido? Ouvi essa preocupação legítima de muitos pastores e líderes eclesiásticos. Como de costume, encontramos clareza quando vemos as coisas pela lente da Grande História de Deus.

Todos nós fomos criados à imagem de Deus. Todos somos pecadores. Todos precisamos de redenção. Portanto, você não precisa ter lutado exatamente contra o mesmo pecado de uma pessoa para ajudá-la. Na verdade, Satanás quer nos imobilizar e nos deixar sem ação; essa é uma das suas melhores estratégias.

Ainda assim, você pode ser honesto e dizer que não sabe, por experiência própria, o que é sentir atração por pessoas do mesmo sexo, bem como que talvez não seja um especialista no assunto, mas que deseja aprender. Comunique com amor que o maior problema do seu ente querido é a natureza pecaminosa, que é a mesma coisa contra a qual você luta! Aos olhos de Deus, não há nada de extraordinário nessa situação. Em outras palavras, nosso ente querido não é muito diferente do resto de nós.

Em minha pesquisa de doutorado sobre sexualidade em faculdades e universidades cristãs, observei que estudantes com atração por pessoas do mesmo sexo sentiam que tinham de sofrer sozinhos e que ninguém jamais os entenderia. Contudo, nenhum cristão deveria ter de carregar um fardo sozinho. Certifique-se de dizer ao seu amigo ou ente querido: "você não está sozinho. Eu não sei tudo sobre isso, mas conheço Jesus e quero caminhar com você até ele". Essas palavras podem trazer vida a ele. Sinta-se à vontade para ser específico e perguntar como pode ajudar:

- "Como posso ser um amigo melhor e apoiar você da melhor maneira?"
- "Como posso orar por você de maneira específica?"
- "Podemos orar juntos com certa frequência, seja presencialmente ou por telefone?"
- "Está tudo bem se eu perguntar como você tem estado?"

- "Por favor, sempre que quiser conversar, me avise."

Seja o que for que você prometer fazer, cumpra. Sendo sincero, quando um amigo querido com atração por pessoas do mesmo sexo vem até você em um momento de necessidade, aquilo de que ele mais precisa não é um especialista, e sim um amigo. E você pode ser esse amigo.

SEJA REALISTA

É comum passarmos a falsa impressão de que vir a Jesus significa não ter mais problemas nem lutas, como se pudéssemos simplesmente "orar para expulsar a homossexualidade". Essa mentira levou muitas pessoas com atração por pessoas do mesmo sexo a "desistirem" do cristianismo, porque ele não "funcionou" para pôr fim àquela luta.

Orar e ler a Bíblia são vitais para o cristão; no entanto, nós não lemos a Bíblia e oramos para que as provações não venham até nós. Eu leio a Bíblia e oro para estar firmemente enraizado na verdade de Deus, de forma que, *quando* (e não *se*) as dificuldades surgirem, eu esteja no caminho da graça de Deus, o que me capacita a permanecer fiel mesmo em meio às tentações.

Seguir a Jesus não significa que não teremos mais agitações interiores, mas que, mesmo no meio dessas provações, nossa esperança e bem-estar estarão vinculados à certeza do bem futuro que Deus tem para nós. Como eu disse anteriormente, a vida cristã não significa que você não será tentado, e sim que você tem a capacidade, dada pelo Espírito, de ser santo mesmo no meio das tentações.

Na realidade, havia pouca agitação mental antes de eu me tornar cristão. Eu fazia o que queria. Se tinha uma vontade, eu a satisfazia. Se surgia um desejo na minha cabeça, eu o realizava. Agora, tenho um Pai celestial a quem desejo agradar e um inimigo mordendo meus calcanhares. A diferença, contudo, é que minha alegria não depende das circunstâncias diárias nem está enraizada neste mundo. Minha maior alegria está presa à Rocha, que é Jesus Cristo!

NÃO FOQUE NOS ASPECTOS EXTERNOS

O que são aspectos externos? Estou falando de coisas como manias, modos específicos de andar, de falar, de se vestir e assim por diante. Podemos focar tanto nessas coisas externas que nos esquecemos das questões internas do coração.

Infelizmente, temos obtido a maior parte de nossos modelos de masculinidade e feminilidade da cultura. Aqui nos Estados Unidos, ser masculino significa ser rude, forte, sem emoções e sem talento artístico. O homem ideal é um jogador de futebol americano ou um trabalhador da construção civil. No entanto, na Ásia, esses dois exemplos não são considerados masculinos, e sim bárbaros!

Quem disse que um homem artístico não pode ser masculino? Jubal foi "o pai de todos os que tocam a lira e a flauta" (Gn 4.21). Moisés liderou Israel em um cântico de vitória sobre o Egito (Êx 15.1-18). Davi era muito habilidoso na harpa e escreveu inúmeros salmos. Ele também designou *homens* para serem músicos no templo (1Cr 25.1-31).

Quem disse que os homens não podem ser emotivos? Muitos dos profetas, como Esdras, Neemias e Jeremias, não tinham medo de expressar suas emoções com lágrimas (Ed 10.1; Ne 1.4; Lm 1.16). O próprio Jesus chorou (Jo 11.35). Emoções não indicam feminilidade ou ausência de masculinidade.

O rei Davi era conhecido por ter o coração voltado para Deus. Ele era famoso por seus feitos corajosos: primeiro, como um garoto pastor que, desarmado, enfrentou leões e ursos a fim de proteger suas ovelhas; depois, como um jovem que desafiou corajosamente o gigante Golias; e, mais tarde, como um rei guerreiro.

Contudo, Davi também era conhecido por ser altamente sensível. Ele provavelmente exibia características que nossa cultura ocidental consideraria inadequadas para um "homem de verdade". Se Davi tivesse crescido nos dias de hoje, as crianças provavelmente ririam dele por ser efeminado e até o chamariam de "mulherzinha".

O modo como alguém fala, anda, veste-se e corta o cabelo não é o principal. Afinal, o Evangelho é uma mensagem sobre receber um novo coração. Quando damos ênfase demais aos aspectos externos, podemos perder o poder do Evangelho e até sufocar a verdadeira mudança. A transformação pelo Evangelho ocorre de dentro para fora, não de fora para dentro.

PERGUNTE SOBRE A FÉ

Fazer a seguinte pergunta ajudará a chegar ao cerne da questão e funcionará como um barômetro para a saúde espiritual do seu ente querido: "onde sua fé se encaixa em tudo isso?". Em outras palavras, eles estão conformando sua sexualidade à Escritura ou conformando a Escritura à sua sexualidade? É uma batalha de realidades: desejo *versus* verdade. Qual realidade governará o coração deles?

Se seu ente querido lhe disser que sua fé é sua âncora, mesmo no meio de provações e tentações, isso revela um compromisso em viver de acordo com a verdade de Deus. Então, você saberá que seu ente querido está em um bom lugar.

Se seu ente querido, no entanto, disser que agora está duvidando da existência de Deus ou questionando a sexualidade bíblica, talvez seja necessário voltar ao básico, pois essa pessoa precisa ser evangelizada em seu próprio coração. O foco precisará se voltar para o alcance e evangelismo, conforme debatido no capítulo anterior.

Honestamente, essa batalha de realidades é algo com que todos lidamos. Nossos desejos são muito reais; no entanto, cada sentimento e cada pensamento deve ser filtrado pela realidade maior da nossa fé em Cristo. O que nos influencia mais no dia a dia: o desejo ou a verdade? Sem uma fé vibrante e uma renovação diária, ninguém é capaz de processar corretamente seus desejos e conformá-los à vontade de Deus.

20

DISCIPULADO

FUNDAMENTADO EM UMA NOVA IDENTIDADE

À medida que eu recolhia minhas anotações, os alegres gracejos dos alunos lentamente encheram a sala de aula, enquanto seguiam para a próxima aula ou para seus dormitórios. Era uma bela tarde de primavera, e, compreensivelmente, os estudantes do Moody Bible Institute estavam ansiosos para sair da sala e aproveitar o clima quente. Exceto um.

Caleb era um aluno exemplar, e sua paixão por Jesus foi uma das primeiras coisas que notei no início do semestre. Sempre atento e engajado, ele se sentava na primeira fileira e costumava fazer perguntas bem-pensadas e articuladas. Embora normalmente fosse confiante e alegre, naquele dia Caleb estava com um comportamento bem diferente.

Ao se aproximar de mim, os pés de Caleb se arrastaram um pouco no carpete, e sua incomum falta de jeito revelou que algo não estava certo. Obviamente ele queria dizer algo, mas vi apreensão em seus olhos. Com a sala de aula vazia, eu me sentei com ele e perguntei o que se passava em sua mente.

Caleb tropeçou em algumas frases e mencionou que fazia tempo que queria conversar comigo. Respirando fundo, ele finalmente criou coragem suficiente para pôr para fora o que viera dizer. Pela primeira vez em sua vida, Caleb confidenciou a alguém a realidade de sua atração por pessoas do mesmo sexo. Essa corajosa confissão se tornou um ponto notável em sua jornada como homem de Deus.

O cenário exato e os detalhes podem ter sido diferentes, mas não foi a única vez que tive esse tipo de conversa. Muitos jovens — homens e mulheres — semelhantes a Caleb, abriram-se comigo sobre suas lutas com a atração por pessoas do mesmo sexo. A maioria nunca tinha se comportado de acordo com esses sentimentos, mas estavam sozinhos carregando esse fardo.

A história de Caleb é parecida com a sua? Você sente atração por pessoas do mesmo sexo? Está lutando sozinho? Está sobrecarregado de culpa e vergonha? Uma coisa é certa: o isolamento é uma das melhores armas de Satanás.

CHEGA DE VERGONHA

A vergonha pode ser incapacitante. Para muitos cristãos que têm atração por pessoas do mesmo sexo, a culpa é uma realidade comum. Alguns podem já ter agido com base em seus sentimentos, desenvolvendo um relacionamento sexual ou emocional inapropriado. Outros podem sentir uma culpa imensa simplesmente por ser tentados dessa maneira.

Erwin Lutzer, pastor emérito da Moody Church, traz uma valiosa opinião sobre a culpa. Ele explica que, na verdade, a culpa é boa, mas tem um único propósito, que é o de nos levar a confessar o nosso pecado e nos arrepender dele. Depois que confessamos e nos arrependemos, podemos nos apegar à promessa de 1 João 1.9: "Se confessarmos os nossos pecados, ele é fiel e justo para nos perdoar os pecados e nos purificar de toda injustiça".

Assim, uma vez cumprido o propósito da culpa, não há mais necessidade dela. Infelizmente, quando se trata de vergonha, a maioria dos cristãos não consegue discernir entre o convencimento do Espírito Santo e as acusações do inimigo. Lutzer descreve da melhor forma:

> O Espírito Santo nos convence dos pecados que temos estado indispostos a enfrentar na presença de Deus; Satanás nos faz sentir culpados por pecados que já estão "cobertos pelo sangue de Cristo", ou seja, por pecados que já confessamos. O Espírito Santo nos lembra dos nossos pecados *antes* de sermos purificados; Satanás continua a nos lembrar deles *depois* de sermos purificados.[1]

Se você pecou no passado, seja por atividade sexual, seja por pensamentos lascivos, mas os confessou e se arrependeu, os sentimentos de culpa que você está tendo não vêm de Deus, mas do inimigo.

No entanto, se você pecou e ainda não confessou seu pecado e se arrependeu dele, o Espírito Santo está levando você a fazer isso e a receber o presente do perdão de Deus! Por favor, atenda à convicção do Espírito. Se você confessar seu pecado, o perdão e a purificação do nosso Pai estão garantidos!

Eu também sei que você pode estar sobrecarregado de ansiedade em relação ao que o futuro lhe reserva. Talvez você esteja pensando: "como posso continuar assim para sempre? Não posso ficar solteiro pelo resto da vida; é muito difícil ficar sozinho!". Assim como você não deve ficar sobrecarregado pela culpa dos pecados que já confessou e dos quais já

---

[1] Erwin W. Lutzer, *Putting Your Past behind You: Finding Hope for Life's Deepest Hurts*, ed. rev. (Chicago: Moody, 1997), p. 49 [edição em português: *Deixando Seu Passado para Trás: Curando as Feridas Mais Profundas da Vida* (Rio de Janeiro: CPAD, 2005)].

se arrependeu, também não deve ficar sobrecarregado de ansiedade em relação ao futuro.

Jesus nos dá um excelente conselho do qual devemos nos lembrar diariamente: "Não vos inquieteis com o dia de amanhã, pois o amanhã trará os seus cuidados" (Mt 6.34). Não podemos mudar nada nos preocupando, mas, mesmo assim, nos angustiamos. Se Deus está no controle, ele já planejou o amanhã — pensando em você!

Na verdade, deveríamos viver com viseiras, como os cavalos. Porém, em vez de viseiras que encobrissem os lados, precisaríamos de viseiras que encobrissem o que está adiante e atrás, isto é, nossa vergonha do passado e nossa ansiedade pelo futuro. Deus não quer que fiquemos sobrecarregados de culpas e preocupações desnecessárias. Ele deseja que nos concentremos no agora, que vivamos o hoje. Quando você tiver esses pensamentos de vergonha e ansiedade, lembre-se de que eles não vêm de Deus, mas do inimigo. Sua resposta deve ser: "Arreda, Satanás!"

Uma vez que confessemos e nos arrependamos, estamos livres da culpa. Estamos prontos para seguir em frente em nossa jornada, e um aspecto-chave para crescer em Cristo é o discipulado. Mas você pode dizer: "eu não tenho um mentor". Comece orando por um e peça a Deus que o providencie. Seja observador e fique atento às pessoas ao seu redor na igreja local que você frequenta e da qual espero que seja membro.

Procure as qualidades de Deus nas pessoas que você admira e respeita. Não tenha medo de pedir a um de seus pastores, a uma pessoa mais velha, a um diácono ou a um líder da igreja para ser seu mentor. Assim como expliquei no capítulo sobre família espiritual, você não precisa encontrar alguém exatamente igual ou que também experimente atração por pessoas do mesmo sexo para discipulá-lo. A diversidade do corpo de Cristo é linda. Por experiência própria, aprendi muito com mentores piedosos que eram diferentes de mim, mas que amavam profundamente a Jesus.

Além disso, não se desanime se a primeira pessoa a quem você pedir ajuda disser que não pode, seja por estar muito ocupada, seja por outro motivo. Não desista. Continue pedindo até que Deus lhe providencie alguém. Ele proverá, porque não nega boas dádivas àqueles que as buscam.

Siga-me

O discipulado começa quando respondemos a essa única palavra: "Siga-me". Durante três anos, os doze discípulos seguiram Jesus: eles observaram, aprenderam e cresceram. A palavra grega para "discípulo" é *mathetes*, que significa "aquele que se envolve no aprendizado". Assim, um bom aluno é humilde, ensinável e capaz de receber correção.

Relacionamentos entre pares são muito importantes na vida de um cristão. A prestação de contas entre irmãos ou irmãs cristãs é boa, mas é limitada em sua eficácia, visto que a responsabilidade entre pares não tem uma liderança espiritual. Lembre-se de que amizade não é o mesmo que discipulado.

O discipulado é feito com alguém em posição de autoridade, como um mentor ou professor. Em Tito 2, Paulo exorta as mulheres mais velhas a treinarem as mulheres mais jovens. Os homens mais velhos devem ser exemplo e ensinar os homens mais jovens. Ser um discípulo significa passar tempo com o "mestre".

Os doze discípulos simplesmente viveram com Jesus. Você pode não ser capaz de seguir alguém por três anos, mas pode se comprometer a se conectar intencional e constantemente com seu mentor, um a um ou em um pequeno grupo de discipulado.

A Escritura e a igreja

Onde quer que Jesus fosse, ele pregava e ensinava com autoridade. O discipulado é fundamentado nas Escrituras: "Porque a palavra de

Deus é viva e eficaz, e mais cortante do que qualquer espada de dois gumes, e penetra até o ponto de dividir alma e espírito, juntas e medulas, e é apta para discernir os pensamentos e propósitos do coração" (Hb 4.12).

Para mim e meus pais, o único fator comum na conversão foi a Palavra de Deus. Minha mãe foi mentoreada por seis semanas logo após sua conversão, o que foi como um retiro de imersão na Bíblia. Meu pai conheceu a Cristo por meio da Bible Study Fellowship. Eu encontrei a Bíblia em um cesto de lixo, e meu tempo na prisão passou rápido conforme eu a lia várias vezes. O relacionamento de discipulado deve estar sempre baseado no estudo e na submissão às Escrituras.

Além disso, o contexto correto para o discipulado é a igreja local. Infelizmente, muitas abordagens para ministrar a pessoas com atração pelo mesmo sexo envolvem a construção de amizades intencionais, aconselhamento e grupos de apoio. Para muitas dessas organizações para-eclesiásticas, o *verdadeiro* discipulado recebe pouca ou nenhuma ênfase. Amizade não é discipulado, e discipulado não é o mesmo que aconselhamento ou grupo de apoio.

Aqui está o que Mark Dever, pastor sênior da Capitol Hill Baptist Church, em Washington, EUA, tem a dizer sobre a importância da igreja local no discipulado:

> A igreja local — este corpo planejado pelo Pai, autorizado por Jesus e capacitado pelo Espírito — está bem mais equipada para realizar o trabalho de discipular os crentes do que simplesmente você e seu único amigo. Jesus não promete que você e seu único amigo vencerão as portas do inferno. Ele promete que a igreja fará isso. Você não pode se reconhecer como capacitado e chamado para ensinar a Palavra de Deus, nem

para batizar e ministrar a Ceia do Senhor, como a igreja local é autorizada a fazer.²

A igreja local não deve ser algo secundário ou, pior, ignorado. Igreja local significa proclamação da verdade, ordenanças e sacramentos, comunidade, prestação de contas, disciplina redentora, perdão e restauração. Você deve se fundamentar na igreja local e fazer dela sua casa. A membresia na igreja local deve ser uma realidade para todo crente.

Imite a Cristo

No coração do discipulado está o chamado de todos os crentes: imitar Cristo e conformar nossa vida a ele. Assim, nós o imitamos em seu serviço (Jo 13.14), em seu amor (Jo 13.34), em seu sofrimento (1Pe 2.21) e em sua obediência (1Jo 2.6). Além disso, ele também nos "predestinou para ser[mos] conformes à imagem de seu Filho" (Rm 8.29). A Bíblia declara que Jesus é o objetivo final do discipulado.

Imitar Cristo no discipulado significa viver e expressar de maneira tangível a profunda realidade da nossa união com Cristo. Como crentes, fomos criados em Cristo (Ef 2.10), crucificados com Cristo (Gl 2.20), sepultados com Cristo (Cl 2.12), batizados em Cristo e em sua morte (Rm 6.3), bem como unidos com Cristo em sua ressurreição (Rm 6.5). Além disso, somos justificados em Cristo (Rm 3.24), glorificados em Cristo (Rm 8.30) e santificados em Cristo (1Co 1.2). É isso que quero dizer com identidade em Cristo.

Sendo assim, não coloco minha identidade em minha sexualidade. Minha identidade não é gay, ex-gay nem mesmo heterossexual, por

---

2 Mark Dever, *Discipling: How to Help Others Follow Jesus* (Wheaton: Crossway, 2016), p. 68-69 [edição em português: *Discipulado: Como Ajudar Outras Pessoas a Seguir Jesus* (São Paulo: Vida Nova, 2016)].

assim dizer. Como alguém que está unido a Cristo, não me identifico com meus desejos sexuais e românticos por pessoas do mesmo sexo, que são resultado da Queda. Esses desejos não são neutros nem santificáveis, mas surgem da minha natureza pecaminosa e, portanto, devem ser mortificados todos os dias.

Tentações e desejos pecaminosos podem parecer uma parte integrante de quem você é, de modo que serão necessários mentores e irmãos para lembrá-lo amorosa e persistentemente de negar a si mesmo e tomar sua cruz todos os dias. O Evangelho é custoso, mas vale a pena!

No final das contas, nossa sexualidade não é o maior problema. O maior problema para todos nós — atraídos por pessoas do mesmo sexo, atraídos por pessoas do sexo oposto ou atraídos por ambos — é se estamos verdadeiramente seguindo a Cristo ou não. Seguir a Jesus é o objetivo. Nosso destino deve ser Cristo.

A expressão mais clara de seguir a Jesus é encontrada nos três Evangelhos Sinópticos. Jesus explica o custo do discipulado: "Se alguém quer vir após mim, a si mesmo se negue, dia a dia tome a sua cruz e siga-me. Pois quem quiser salvar a sua vida perdê-la-á; quem perder a vida por minha causa, esse a salvará" (Lc 9.23-24; Mt 16.24-25; Mc 8.34-35).

Queremos seguir a Jesus sem negar a nós mesmos e tomar nossa cruz todos os dias. Isso não é possível. Nós nos convencemos de que negar nossos desejos, nossos pensamentos e até nossa sexualidade é algo opcional. No entanto, Jesus falou essa verdade não apenas para cristãos super espirituais, mas para "quem quiser [...] vir após mim". Seguir a Jesus deve nos custar tudo; se não custou, você está seguindo o Jesus errado.

Um dos meus versículos favoritos vem do profeta Habacuque:

> Ainda que a figueira não floresça, nem haja fruto na vide; o produto da oliveira minta, e os campos não produzam mantimento; as ovelhas sejam arrebatadas do aprisco, e nos currais

não haja gado, todavia, eu me alegro no Senhor, exulto no
Deus da minha salvação. (Hc 3.17-18)

Deus tem o hábito de podar coisas na minha vida, mesmo algumas que eram boas, mas não de importância eterna e última. Ouça estas palavras do nosso Salvador: "E todo aquele que tiver deixado casas, ou irmãos, ou irmãs, ou pai, ou mãe ou mulher, ou filhos, ou campos, por causa do meu nome, receberá muitas vezes mais e herdará a vida eterna" (Mt 19.29). "Por causa do meu nome" indica que todas as nossas perdas e todos os nossos ganhos só fazem sentido quando Cristo é o nosso destino último.

Em 1952, Florence Chadwick foi a única mulher a nadar o Canal da Mancha em ambas as direções [70 km] e, ao fazê-lo, também bateu o recorde mundial. Então, ela planejou um novo desafio: nadar os 40 km da Ilha de Santa Catalina até a costa do sul da Califórnia. Ela treinou durante meses em preparação para essa difícil tarefa.

Certo dia, cedo de manhã, Florence foi até a ilha. Estava cercada por pequenos barcos com sua mãe, seu treinador e alguns outros. Eles estavam atentos aos tubarões e preparados para ajudá-la caso ela ficasse cansada ou ferida. Ela entrou na água fria coberta com graxa para se manter aquecida e começou a nadar. Ela nadou, nadou e nadou.

Quinze horas depois, uma névoa se instalou, e Florence não conseguia enxergar nada à sua frente. A água estava ficando mais fria, e suas pernas começaram a ter cãibras. Ela começou a duvidar de sua capacidade. Sua mãe continuava tentando encorajá-la e animá-la a continuar: "Você consegue. Você treinou muito para isso".

Depois de algum tempo, porém, Florence desistiu. Quando a puxaram da água para o barco, disseram-lhe que ela estava a apenas 1,5 km da costa.

Florence não desistiu de seu sonho. Ela retomou seu programa de treinamento. Dois meses depois, cedo de manhã, voltou à ilha. Assim como da primeira vez, ela estava cercada por pequenos barcos com sua mãe, seu treinador e outros. Ela se cobriu com graxa e começou a nadar. Ela nadou, nadou e nadou.

Quinze horas depois, a névoa se instalou, assim como da primeira vez. Ela não conseguia ver nada à sua frente. A água ficou mais fria e suas pernas começaram a ter cãibras. Ela começou a duvidar de sua capacidade, mas sua mãe lhe disse para continuar: "Você consegue!". Florence continuou a nadar. Finalmente, ela chegou à orla.

Quando saiu da água, muitos repórteres a aguardavam e lhe perguntaram como ela conseguiu fazer isso, com toda a névoa e as mesmas condições. A resposta de Florence foi profunda: "Eu mantive uma foto da costa da Califórnia em minha mente". A cada braçada, ela manteve seu olhar no seu destino. Ela nunca perdeu de vista seu objetivo final. O foco de Florence estava na linha de chegada.[3]

Enquanto nadava, seu foco não estava atrás dela. Ela não ficava olhando para trás, vislumbrando os quilômetros que acabara de percorrer. Certamente, suas braçadas poderiam ter sido mais eficientes. Ela poderia ter se controlado melhor. Mas, para terminar, ela precisou manter seu foco no objetivo final.

Paulo diz em Filipenses 3.13-14:

> Irmãos, quanto a mim, não julgo havê-lo alcançado; mas uma coisa faço: esquecendo-me das coisas que para trás ficam e avançando para as que diante de mim estão, prossigo para o

---

3 Tony Evans, *Tony Evans' Book of Illustrations: Stories, Quotes, and Anecdotes from More than 30 Years of Preaching and Public Speaking* (Chicago: Moody, 2009), p. 88-89.

alvo, para o prêmio da soberana vocação de Deus em Cristo Jesus.

Lembre-se: nosso maior problema não são nossas feridas e traumas do passado. Nosso maior problema é nossa natureza pecaminosa, e a vitória só é encontrada em Cristo Jesus.

Enquanto Florence nadava, seu foco também não estava nos lados. Sua mãe e seu treinador disseram palavras de encorajamento. Contudo, se Florence tivesse colocado toda sua atenção na mãe e no treinador, teria perdido de vista seu objetivo. Quando colocamos tanto foco em nossos amigos ou entes queridos como a principal solução para nossas aflições, transformamos, na verdade, o segundo maior mandamento (amar ao próximo) no maior mandamento (amar a Deus). O objetivo maior de todos os relacionamentos terrenos deve ser ajudar os crentes a "[amarem] o Senhor, seu Deus, de todo o seu coração, de toda a sua alma, com todas as suas forças e todo o seu entendimento" (Lc 10.27, NAA).

Enquanto Florence nadava, seu foco não estava em suas circunstâncias. A água estava gelada. As ondas estavam agitadas. O nevoeiro estava espesso. O oceano era fundo. Entretanto, se ela tivesse se concentrado em sua situação, teria perdido de vista seu destino. Quando Jesus chamou Pedro para andar sobre as águas, este desviou seu olhar do Senhor e focou nas circunstâncias: "Reparando, porém, na força do vento, teve medo; e, começando a submergir, gritou: Salva-me, Senhor!" (Mt 14.30).

Provações virão para todos, seja a solidão de estar solteiro, seja a luta feroz para matar o pecado que habita em nós. Mas, se nos concentrarmos apenas nas nossas circunstâncias e perdermos de vista Cristo, afundaremos. A despeito do que estivermos passando, devemos olhar para Jesus e fixar nossos olhos nele, pois ele é o autor e consumador da nossa fé (Hb 12.2).

Jesus pode ser visto em todos os elementos-chave da Grande História de Deus: Criação, Queda, Redenção e Consumação. No princípio, Deus criou todas as coisas por meio de Cristo e para Cristo (Cl 1.16). Quando Adão e Eva caíram, Deus amaldiçoou a serpente e predisse que Jesus, o "descendente" da mulher, um dia feriria a cabeça de Satanás (Gn 3.15).

A redenção só é possível pelo sangue de Jesus, e só fomos redimidos da maldição da Lei porque Cristo se fez maldição em nosso lugar (Ef 1.7; Gl 3.13). No último dia, todos os redimidos terão seus nomes lidos no livro da vida do Cordeiro, e o casamento entre Cristo e sua noiva, a Igreja, será plenamente consumado em glória (Ap 19.7; 21.27).

Se o sexo, o desejo e os relacionamentos são moldados pela Grande História de Deus, e se a Grande História de Deus é moldada por Cristo, isso significa que o sexo, o desejo e os relacionamentos — toda a nossa sexualidade — também devem ser moldados por Cristo. Todos os meus comportamentos sexuais, desejos eróticos, sentimentos românticos, relacionamentos sentimentais e até minhas amizades platônicas devem ser conformados a Jesus Cristo, e nada mais. Jesus Cristo é nosso destino. Ele é o nosso objetivo último. Fixemos, portanto, nossos olhos em Jesus. Estamos participando da corrida e nos esforçando para cruzar a linha de chegada. A família dos redimidos está firmada somente no Cristo ressurreto. Nossa linha de chegada é Cristo. É por essa realidade que vivo. É por essa realidade que estou disposto a morrer. E é por essa realidade que escrevi este livro.

GUIA DE ESTUDO

O conceito de sexualidade santa deve nos desafiar a examinar a vontade de Deus para nossa vida. Como avaliamos nossos desejos e relacionamentos à luz do Evangelho? Como nossa identidade é moldada pela Grande História de Deus (Criação, Queda, Redenção e Consumação)?

Por meio de debates com amigos, familiares ou um pequeno grupo, este guia de estudo de oito semanas ajudará você a examinar esses tópicos de maneira mais profunda e focada. Cada semana do guia tem de oito a 13 perguntas baseadas em dois ou três capítulos do livro.

Responda a todas as perguntas ou escolha as que melhor se adequarem ao seu grupo e situação. Além disso, fique à vontade para enfatizar o que achar relevante na leitura, bem como para acrescentar suas próprias perguntas. O objetivo é desenvolver um relacionamento mais profundo com Cristo à medida que você explora os aspectos bíblicos e teológicos da sexualidade santa.

SEMANA 1

Leia os capítulos 1–3 antes do estudo.

1. O que motivou você a ler sobre o assunto da sexualidade santa? Você já leu outros livros sobre esse tema a partir de uma perspectiva cristã? Como espera se beneficiar da leitura deste livro?

2. Quanto à maneira de demonstrar compaixão por nossos entes queridos que experimentam atração por pessoas do mesmo sexo, o Dr. Yuan pergunta: "Como é esse amor?". Pense em um momento no qual você experimentou amor compassivo. Como esse amor se manifestou? (Capítulo 1)

3. Em vista da abordagem histórica que a igreja tem demonstrado em relação àqueles que experimentam atração por pessoas do mesmo sexo, o Dr. Yuan pergunta: "será que o Evangelho chama *todos* nós a algo mais custoso, porém mais magnífico do que já imaginamos?". O que você pensa sobre isso? (Capítulo 1)

4. Se nos apressarmos a fazer "o que é certo" sem primeiro estabelecermos um *pensamento correto*, há grandes chances de, na verdade, estarmos fazendo o que é errado. Como você viu isso sendo demonstrado na forma como os cristãos lidaram com a questão da homossexualidade (ou qualquer outra questão) no passado? Na sua opinião, qual é o melhor caminho a seguir? (Capítulo 1)

5. O Dr. Yuan afirma que o objetivo deste livro é "fornecer tanto uma reflexão teológica sobre sexualidade quanto alguns pontos de ação prática para os que tentam compartilhar Cristo com seus entes queridos gays, através da lente da Grande História de Deus". Você consegue explicar a Grande História de Deus (Criação, Queda, Redenção e Consumação)? O que você pensa sobre a teologia e sua relevância para sua vida? O que significa pensar em teologia como um verbo? (Capítulo 1)

6. Andy foi o colega do Dr. Yuan que disse: "Este sou eu". Você conhece alguém como Andy? Sem citar nomes, como a "essência" dessa pessoa afetou sua "ética"? Você já percebeu que a compreensão de uma pessoa sobre quem ela é afeta a forma como ela pensa e vive? (Capítulo 2)

7. Quando lhe pedem para se apresentar, o que você diz? Leia João 1.12-13 e Atos 17.28. Como Deus descreve nossa identidade? Por que você acha que tantas pessoas veem a sexualidade como "quem elas são", em vez de algo que sentem ou fazem? (Capítulo 2)

8. Explique brevemente as filosofias do existencialismo e do niilismo. Como elas levaram a um vácuo em nossa cultura, onde a experiência se tornou a autoridade mais valorizada na vida de uma pessoa? Quais outras cosmovisões você vê presentes em nossa cultura atual? (Capítulo 2)

9. Como a afirmação de João Calvino de que "o homem nunca alcança um conhecimento claro de si mesmo a menos que primeiro olhe para a face de Deus" contradiz a compreensão moderna geralmente aceita sobre o eu? Como você explicaria a expressão "antropologia teológica" para alguém? (Capítulo 2)

10. Os dois aspectos mais importantes da antropologia teológica são a imagem de Deus e a doutrina do pecado. O Dr. Yuan explica: "A imagem de Deus sem a Queda leva ao universalismo (a crença de que, no fim da história, toda a humanidade receberá vida eterna com Deus), enquanto a doutrina do pecado sem a *imago Dei* conduz ao moralismo legalista". Muitas vezes, erramos de um lado (só graça) ou de outro (só verdade). Você pode contar sobre uma ocasião em que isso aconteceu em sua vida? (Capítulo 3)

11. Moisés Silva disse: "*Todo* aspecto do ser humano é um reflexo da imagem divina". Bruce Waltke disse que "fomos feitos à semelhança de Deus para que ele possa se comunicar conosco". De que maneira você ouviu outras pessoas descreverem a imagem de Deus? Sua compreensão

mudou? Por que a *imago Dei* é o único fundamento verdadeiro para os direitos humanos? (Capítulo 3)

12. Para muitas pessoas, os relacionamentos com pessoas do mesmo sexo são "naturais". Dê mais exemplos de outros aspectos que os animais fazem e que os seres humanos não deveriam imitar. Por que esse é um exemplo de uma antropologia fraca? (Capítulo 3)

13. O fato de sermos feitos homem ou mulher é uma parte essencial da *imago Dei*. Leia Gênesis 1.27. Explique a outra pessoa a estrutura poética e o paralelismo entre os três versos, bem como a conexão entre a imagem de Deus e o homem e a mulher. O Dr. Yuan observou: "O transgenerismo não é apenas uma batalha de ontologia (o estudo do ser), mas também uma batalha de epistemologia (o estudo do conhecimento)". Explique o que isso significa para você. (Capítulo 3)

SEMANA 2

Leia os capítulos 4–5 antes do estudo.

1. John Frame disse: "Se abandonamos a crença cristã de que caímos em Adão, com que direito afirmamos que somos salvos em Cristo?". Por que uma compreensão correta da doutrina do pecado é essencial para entender quem somos? De que forma isso é um aspecto integral da compreensão da sexualidade santa? (Capítulo 4)

2. Qual era o propósito da árvore do conhecimento do bem e do mal no Jardim do Éden? Como isso foi um presente de Deus, e não uma tentação? (Capítulo 4)

3. O Dr. Yuan afirma que a doutrina ortodoxa do pecado é ofensiva para muitos porque é difícil aceitar que você é culpado de algo que não fez (referindo-se ao pecado de Adão). Como você responde a isso? Você tem a tendência de ficar na defensiva? Você acha justo Deus nos

comparar ao seu padrão perfeito? Por que é crucial que olhemos para Jesus ao tentar entender pecado, culpa e corrupção? (Capítulo 4)

4. À luz de Gálatas 5.16-17, como o novo nascimento nos liberta da escravidão ao pecado original? Como lutamos contra o "pecado que habita em nós" após a conversão? Qual é o efeito da luta contra a carne em nossa sexualidade? (Capítulo 4)

5. Considere e debata a diferença entre ser "capaz de pecar e de não pecar" e ser "incapaz de não pecar". Como essa distinção se aplica à humanidade na Criação, após a Queda e como seguidores redimidos de Cristo? (Capítulo 4)

6. Você conhece cristãos que têm uma atitude de "sou mais santo que você" em relação a gays e lésbicas, refletindo uma condenação arrogante? De que maneiras podemos responder a eles? Há algum modo de ajudá-los a entender a graça de Deus? (Capítulo 5)

7. O Dr. Yuan lista algumas "causas-raiz" da atração por pessoas do mesmo sexo comumente citadas entre os cristãos: pai ausente, mãe dominante, traumas passados etc. Contudo, em nenhuma outra luta contra o pecado a culpa é colocada tão diretamente nos pais. Você já viu isso acontecer na sua comunidade? O que o Dr. Yuan diz ser a verdadeira raiz da atração por pessoas do mesmo sexo? Você concorda? (Capítulo 5)

8. Como você pode ajudar alguém com atração por pessoas do mesmo sexo se você não luta pessoalmente com essa questão? Cite um caso em que alguém lutava contra certo pecado e foi ministrado por outra pessoa que não lutava com o mesmo pecado (Capítulo 5)

9. Debata sobre a diferença entre uma consequência natural da Queda (como deficiências e doenças) e uma consequência moral da Queda (como ganância, inveja e ódio). Em qual categoria se encaixa a atração por pessoas do mesmo sexo? Por que isso é importante? (Capítulo 5)

10. Alguns argumentam que, já que as pessoas nascem gays, está tudo bem. Essa é uma abordagem bíblica? Como os conceitos de pecado original e de novo nascimento influenciam sua compreensão sobre "nascer gay"? Como você responderia se alguém dissesse que as pessoas nascem gays? (Capítulo 5)

SEMANA 3

Leia os capítulos 6–8 antes do estudo.

1. Como você definiria uma experiência de vida humana "normal"? E uma experiência de vida cristã "normal"? Por que ser "normal" é um objetivo incorreto para nós? Como isso difere de uma ética sexual bíblica? Você consegue pensar em outros comportamentos "normais" que, na verdade, são pecaminosos? (Capítulo 6)

2. Defina *sexualidade* com suas próprias palavras. Como o Dr. Yuan a define? Ele escreveu: "heterossexualidade *não* é sinônimo de casamento bíblico". O que isso significa? Qual é o contrário de heterossexualidade? Use suas próprias palavras para explicar. (Capítulo 6)

3. Descreva o conceito de sexualidade santa, especificando os dois caminhos. O que você pensa sobre o conceito desses dois caminhos? Você concorda? (Capítulo 6)

4. O desejo sexual é realmente um pré-requisito (ou até mesmo uma exigência) para o casamento? Ou o fator erótico decisivo é uma mentira nascida da revolução sexual, que corrompeu o conceito bíblico de casamento? (Capítulo 6)

5. Antes de ler este livro, você achava que a atração por pessoas do mesmo sexo era pecaminosa ou não? Depois de ler este capítulo, o que você pensa sobre essa questão? (Capítulo 7)

6. Você já viu pessoas debatendo e analisando sem definir termos? Por que a definição é importante? Como ela poderia ter ajudado na

conversa? Você consegue pensar em outros termos relacionados à sexualidade e à fé cristã que precisam ser definidos? (Capítulo 7)

7. O Dr. Yuan explica que "tentar" e "provar" são a mesma palavra em grego. Deus nos prova para aprimorar o nosso caráter. Satanás nos tenta a pecar e desobedecer a Deus. O pastor puritano John Owen disse: "A tentação é como uma faca: ela pode cortar um pedaço de carne ou pode cortar a garganta de um homem; pode ser sua comida ou seu veneno, seu exercício ou sua destruição". Explique o que essa afirmação significa para você. (Capítulo 7)

8. Leia 1 Coríntios 10.13 e Hebreus 2.18. Debata sobre ambos os versículos bíblicos à luz de suas próprias tentações. Como eles o encorajam? Como eles o fortalecem? Qual é a nossa "rota de fuga" da tentação? Fale sobre como essas implicações afetam seu relacionamento com aqueles que sentem atração por pessoas do mesmo sexo. (Capítulo 7)

9. Você sente que a igreja tem promovido a mentira de que um "bom cristão" é imune à tentação? Você se sente livre para admitir as tentações com as quais luta ou sente que precisa mantê-las em segredo, compartilhando-as apenas com um grupo seleto e confiável? Como podemos tornar nossas igrejas locais um lugar mais seguro e redentor para aqueles que lutam com a atração pelo mesmo sexo ou qualquer outra tentação? O que você planeja fazer para tornar a igreja mais segura e redentora? (Capítulo 7)

10. Santo Agostinho orou: "Tu nos fizeste para ti, e o nosso coração está inquieto até que descanse em ti". Ele também escreveu: "Toda a vida de um bom cristão é um desejo santo". Agora leia Salmo 73.25, Oseias 6.6, João 17.24, Romanos 10.1 e 1 Timóteo 2.4. Pare alguns minutos para escrever uma declaração de seu próprio desejo. Compartilhe com o grupo qual é seu desejo ou o que você aprendeu sobre si mesmo ao focar em um desejo principal de seu coração. Como isso influencia o resto da sua vida? (Capítulo 8)

11. O Dr. Yuan diz que "todo desejo é *teleológico*", isto é, todo desejo é por alguma coisa e tem uma ação envolvida. Você pode dar mais exemplos de desejo, seu objeto e sua ação envolvida? À luz do "objetivo" de um desejo, qual é o teste definitivo para discernir entre desejos bons e maus? (Capítulo 8)

12. Explique a diferença entre desejo sexual, desejo romântico e desejo platônico. Tendo em mente esses três tipos de desejos, quais deles contribuem para a sexualidade e quais não? (Capítulo 8)

13. Foi feita uma analogia entre desejos românticos por pessoas do mesmo sexo e um homem casado desenvolvendo um relacionamento romântico com uma mulher que não é sua esposa. Você conhece alguém que criou desejos românticos por outra pessoa, os quais o levaram a um caminho errado? De que formas se pode ajudar a prevenir situações como essa? (Capítulo 8)

SEMANA 4

Leia os capítulos 9–11 antes do estudo.

1. Quais são os elementos-chave do paradigma secular de orientação sexual? Como você entende a orientação que todos nós temos para o pecado? Quando essa orientação pecaminosa surgiu em todos nós? Essa orientação pecaminosa existe em todos os escolhidos? Essa orientação pecaminosa desaparecerá deste lado do céu? (Capítulo 9)

2. Em Gálatas 5.16-17, Paulo explica que a carne luta contra o Espírito e o Espírito, contra a carne. Em que aspectos você tem visto isso em sua vida? Como isso se manifesta em um cristão com atração por pessoas do mesmo sexo? Isso lhe dá mais empatia por alguém com essa luta? Como você falaria dessa realidade comum com alguém que luta com atração por pessoas do mesmo sexo? (Capítulo 9)

3. Leia Efésios 4.22-24. O Dr. Yuan argumenta: "A obra salvífica de Cristo certamente inaugurou uma nova era, mas essa nova era também não está plenamente consumada". Como você tem experimentado o conflito entre a carne e o Espírito enquanto vive no "já, mas ainda não"? Onde a graça se encaixa nesse conflito? (Capítulo 9)

4. Pense no casamento mais recente a que você compareceu (ou no seu próprio casamento, se for casado). O que você achou mais significativo naquela cerimônia e celebração? Como e até que ponto o casamento reflete uma visão bíblica da união entre marido e mulher? Que ideia você tem de um casamento cristão perfeito e centrado em Deus? Como celebramos a união de marido e esposa sem colocar Deus em segundo plano e sem exagerar na emotividade do casamento? (Capítulo 10)

5. O Dr. Yuan diz que "a forma mais enganosa de idolatria é quando adoramos algo bom". Você consegue pensar em coisas boas que idolatramos? A Suprema Corte dos Estados Unidos, em sua decisão sobre o casamento gay, disse: "Nenhuma união é mais profunda do que o casamento, pois ele incorpora os mais elevados ideais de amor, fidelidade, devoção, sacrifício e família". O Dr. Yuan diz que discorda respeitosa, mas resolutamente. O que você acha? (Capítulo 10)

6. Você acha que o casamento é a cura para a solidão? Que outros tipos de relacionamentos afetuosos e que honram a Deus podem ajudar a atender a nossa necessidade de companhia? Como podemos celebrar a união sagrada do casamento bíblico à luz do fato de Jesus ter sido solteiro aqui na terra? (Capítulo 10)

7. Leia Gênesis 2.18. No passado, como você entendia o papel de Eva como "ajudadora"? Agora leia Gênesis 2.15 e Salmos 121.1-2. Como esses versículos ajudam você a entender o significado e o papel de "ajudadora"? Como essas implicações afetam seu entendimento do casamento em geral ou do seu próprio casamento (se for casado)? (Capítulo 10)

8. O Dr. Yuan explica que, em Gênesis 2.18, "ajudadora idônea" se refere tanto à semelhança quanto à diferença. Leia Gênesis 1.27 e 2.24,

observando a separação e a união. Agora, percorra Gênesis 1-2 e analise outros exemplos de semelhança e diferença, separação e união. (Capítulo 10)

9. As respostas das crianças à pergunta "o que é o amor?" são realmente adoráveis. Como você responderia a essa pergunta? Compare sua resposta à que o mundo daria. Leia Romanos 5.8, 1 João 4.10 e e 2 João 6. Como a Bíblia responde a essa pergunta? (Capítulo 11)

10. Leia Mateus 19.3-6 e Marcos 10.2-9. Agora leia Gênesis 1.27 e 2.24. O que significa a expressão "uma só carne" e por que ela é importante? Por que a diferenciação sexual no casamento — um homem e uma mulher — é fundamental à luz de Gênesis 1.27 e do conceito da *imago Dei*? (Capítulo 11)

11. É comum afirmarem que Jesus se calou quanto à homossexualidade. Crie uma situação imaginária e simule sua explicação a outra pessoa sobre o ensino de Jesus em relação ao casamento em Mateus 19 e Marcos 10, que é baseado em Gênesis 1 e 2. (Capítulo 11)

12. Leia Efésios 5.25-33. Agora leia Mateus 22.29-32, Marcos 12.24-27 e Lucas 20.34-38. O Dr. Yuan conta sobre o Pr. Ken Smith, que recentemente ficou viúvo. Diga o que você pensa sobre o casamento à luz da eternidade, depois de ler essas passagens bíblicas e as palavras do Pr. Ken. (Capítulo 11)

SEMANA 5

Leia os capítulos 12-13 antes do estudo.

1. Você acredita que a solteirice geralmente é vista de forma negativa em nossa cultura? Você acredita que a solteirice é vista de forma negativa na igreja? Justifique. (Capítulo 12)

2. De que modo você viu sua igreja reagir de forma positiva à solteirice? Como nossas igrejas podem melhorar em ter uma visão mais

bíblica da solteirice, em vez de tratar indivíduos solteiros como projetos a serem consertados? O que a visão deficiente da solteirice tem a ver com seus amigos gays? (Capítulo 12)

3. Aqueles que nunca se casaram não têm descendentes. Explique como o Antigo Testamento retrata o indivíduo sem descendência. Como Jesus, que era solteiro e sem descendência física, "redefine dramaticamente a família" com a inauguração da Nova Aliança? (Capítulo 12)

4. Leia Mateus 19.3-12. O Dr. Yuan observa que o fim do v. 12 — "Quem é apto para o admitir admita" — deve ser lido junto com o v. 11 — "Nem todos são aptos para receber este conceito". O que significa "este conceito"? Nesse versículo, como Jesus afirma que tanto o casamento bíblico como a solteirice bíblica são coisas boas para seus seguidores? Você é capaz de "receber" ou entender que ser solteiro pode ser vantajoso, assim como ser casado? (Capítulo 13)

5. Leia Lucas 20.34-36. A partir desses versículos, vemos que o sexo e o casamento não são realidades eternas na Grande História de Deus. O que você pensa sobre isso? Como isso afetou a forma como você entende a sexualidade? (Capítulo 13)

6. Barry Danylak explica: "As pessoas casadas são necessárias porque a igreja ainda faz parte da era atual, mas as pessoas solteiras nos lembram de que a era espiritual já foi inaugurada em Cristo e aguarda a consumação iminente". Debata sobre o "já, mas ainda não" no qual estamos vivendo. Que outros exemplos, além do casamento, você acha que mostram essa dicotomia? (Capítulo 13)

7. O Dr. Yuan explica vários exemplos de como o dom da solteirice tem sido mal interpretado: ele não é uma vocação, não é necessariamente para a vida toda, não é uma capacidade especial de desfrutar a solteirice, não é continência sexual e não é um dom espiritual. Algum desses exemplos surpreendeu você? Qual e por quê? (Capítulo 13)

8. Diferentemente dos dons espirituais que capacitam o crente a *fazer* certas coisas no poder do Espírito Santo, o dom da solteirice é

simplesmente bom. Você consegue pensar em alguns exemplos de como a solteirice pode ser boa? (Capítulo 13)

SEMANA 6

Leia os capítulos 14–15 antes do estudo.

1. Davi e Jônatas tinham um forte amor um pelo outro. Leia 1 Samuel 18.1, 3-4; 20.41; e 2 Samuel 1.26. Nossa cultura nos condicionou a supor que o amor entre dois homens sempre é sexual. Cite casos em que você presenciou essa suposição errada. (Capítulo 14)

2. John Piper escreve: "Estou declarando a natureza temporária e secundária do casamento e da família, em contraste com a natureza eterna e primária da igreja". O Dr. Yuan exalta a "nova família", a Igreja, e explica: "A entrada nessa nova família não ocorre por nascimento físico, mas por novo nascimento espiritual". De que maneiras específicas nossa igreja local pode melhorar na prática dessa realidade? (Capítulo 14)

3. Você conhece pessoas que afirmam ser cristãs, mas acham que fazer parte da igreja local é desnecessário? Como você explicaria a necessidade do corpo local de Cristo, a igreja? Como ela pode se tornar um lugar de prestação de contas e disciplina, perdão e restauração, plenitude e integração, não apenas para aqueles que experimentam atração por pessoas do mesmo sexo, mas para todo o povo de Deus? (Capítulo 14)

4. Estamos sendo uma boa família como igreja? Você tem vivido essa realidade? Os jovens da sua comunidade estão aprendendo com os santos mais velhos? Os casais jovens e os solteiros estão aprendendo com as mulheres e os homens piedosos mais velhos, casados ou solteiros, e vice-versa? Cite duas maneiras específicas de a igreja local tornar isso real. (Capítulo 14)

5. O Dr. Yuan diz o seguinte sobre integração: "É muito mais difícil — e, às vezes, inadequado — que uma pessoa solteira se convide para a

vida e a casa de uma família. Mas é completamente apropriado que um marido e uma esposa convidem uma irmã ou irmão solteiro para fazer parte da vida geral de seu lar". Se você é casado (com ou sem filhos), o que fará neste mês para que uma irmã ou irmão solteiro saiba que vocês fazem parte da mesma família? (Capítulo 14)

6. O Dr. Yuan conta a história de Michelangelo criando a estátua *Davi*, em que ele simplesmente tirou tudo o que "não era Davi" do bloco de mármore. Por que essa é uma boa ilustração de como deve ser a vida cristã? (Capítulo 15)

7. Leia 2 Coríntios 5.17. Se um cristão ainda é tentado pelo desejo sexual por pessoas do mesmo sexo, isso significa que não houve nenhuma transformação verdadeira na alma dessa pessoa, nenhuma cura ou libertação? As tentações por outros pecados indicam que nenhuma transformação aconteceu? (Capítulo 15)

8. O Dr. Yuan diz o seguinte: "O processo de ser feito santo é uma transformação radical e interior que flui da nossa união com Cristo. O presente gracioso da santificação que Deus dá deve permear toda a pessoa: nossos pensamentos, desejos e ações. *Essa é a santidade do Evangelho*". Descreva o processo de santificação em sua vida. (Capítulo 15)

9. Qual é a diferença entre justificação e santificação? Como a confusão desses dois conceitos leva ao fato de que muitas pessoas se consideram cristãs, mas não estão no caminho da santificação? (Capítulo 15)

SEMANA 7

Leia os capítulos 16–17 antes do estudo.

1. Leia Mateus 7.15. Lobos em pele de cordeiro são difíceis de detectar. Você ou alguém que você conhece já foi enganado por eles? Fale sobre essa situação. Como isso poderia ter sido evitado? (Capítulo 16)

2. Agora leia toda a passagem, Mateus 7.15-20. Por que a crítica de Matthew Vines à igreja como uma "árvore má" não é válida? De que maneira as Escrituras nos dizem para distinguir "bons frutos" de "maus frutos"? Qual é o erro na interpretação de Matthew Vines sobre o "mau fruto"? (Capítulo 16)

3. É comum aumentar a incidência de depressão e suicídio quando as pessoas sofrem sozinhas. Qual seria uma boa resposta de um cristão teologicamente maduro ao sofrimento de alguém com atração por pessoas do mesmo sexo? O que você tem feito ou planeja fazer para ajudar a tornar o corpo de Cristo um lugar mais seguro e redentor para quem tem atração por pessoas do mesmo sexo ou para qualquer pessoa que esteja sofrendo sozinha? (Capítulo 16)

4. O fato de os pais do Dr. Yuan já saberem que eram pecadores colocou as coisas em perspectiva e os capacitou a amar Jordan, seu amigo gay. Por que você acha que o fato de sabermos que somos pecadores nos ajuda a amar os outros? (Capítulo 17)

5. O Dr. Yuan sugere que as parábolas foram escritas para nos tirar da nossa zona de conforto e nos fazer pensar no que ainda precisa ser mudado em nossa vida. Isso já aconteceu com você ao ler uma das parábolas de Jesus ou qualquer outra história da Bíblia, no Antigo ou no Novo Testamento? (Capítulo 17)

6. Na parábola do bom samaritano, o mais importante é nos colocarmos no lugar do homem que foi assaltado. Após ler a parábola dessa maneira, usando o texto a seguir, explique seus pensamentos e sentimentos: o que você pensaria ao acordar do seu coma e descobrir que um samaritano cuidou de você? Como isso afetaria a forma como você responderia à pergunta: "Quem é o meu próximo?" (Capítulo 17)

> *Eu* estava descendo de Jerusalém para Jericó e *caí* nas mãos de salteadores, que *me* despiram, *me* espancaram e foram embora, deixando-*me* quase morto. Então, por acaso, um sacerdote

estava indo por esse caminho e, quando *me* viu, foi pelo outro lado. Da mesma forma um levita, quando chegou ao local e *me* viu, foi pelo outro lado. Mas um samaritano, enquanto viajava, veio para onde *eu* estava e, quando *me* viu, teve compaixão. Ele foi até *mim* e tratou *minhas* feridas, derramando nelas azeite e vinho. Em seguida, ele *me* acomodou em seu próprio animal, *me* levou para uma hospedaria e cuidou de *mim*. E, no dia seguinte, ele tirou dois denários e os deu ao estalajadeiro, dizendo: "Cuide *deste indivíduo*, e o que quer que você gaste a mais, eu lhe pagarei quando voltar".

7. Jesus ensina que o segundo mandamento é: "Amarás o teu próximo como a ti mesmo" (Mt 22.39). Pense no seu amigo, familiar, colega de trabalho ou vizinho que se identifica como gay. Que atitudes específicas e tangíveis você pode ter esta semana para mostrar amor a essa pessoa? Comprometa-se a fazê-las e, na próxima semana, escreva o resultado. (Capítulo 17)

8. Como o corpo de Cristo pode ser um lugar mais seguro e redentor? Você consegue pensar em um exemplo de uma pessoa que se abriu sobre algo e teve um resultado negativo? Você consegue pensar em um exemplo de outra pessoa que se abriu sobre algo e teve um resultado positivo? Que atitudes podemos tomar para fazer com que mais situações positivas aconteçam? (Capítulo 17)

SEMANA 8

Leia os capítulos 18–20 antes do estudo.

1. Você conhece algum missionário que está em um país muçulmano fechado? Se você tivesse um vizinho ou colega de trabalho muçulmano devoto, em que momento você traria à tona as suas diferenças

teológicas? De que maneiras podemos aprender com nossas estratégias de evangelismo com muçulmanos e aplicá-las em nossas interações com amigos e entes queridos gays? (Capítulo 18)

2. Primeiramente, o Dr. Yuan lista algumas coisas que devemos evitar ao nos aproximarmos de alguém que prove a atração por pessoas do mesmo sexo. Você já teve alguma dessas atitudes? Várias delas são coisas que não devemos dizer; o que poderíamos dizer em lugar disso? Também não devemos debater, mas, se necessário, você consegue pensar em boas respostas para essas perguntas difíceis feitas por nossos amigos gays: "você acha que ser gay é pecado?", "você acha que eu vou para o inferno?" e "por que Deus me fez assim e não me permite ser quem eu sou?" (Capítulo 18)

3. Angela, a mãe do Dr. Yuan, jejuou toda segunda-feira durante oito anos. Você já tentou jejuar antes? Se não, há algo de que tenha medo? Se sim, conte sobre alguma ocasião em que você jejuou; o que aprendeu com isso? Você sabia que o jejum nem sempre é de comida? Do que você poderia jejuar, além de comida? Você tentará jejuar uma vez nos próximos três meses? Se for a sua primeira vez, faça jejum de apenas uma ou duas refeições. (Capítulo 18)

4. Uma sugestão é ser transparente e compartilhar o que Deus fez em sua vida. Compartilhe brevemente seu testemunho. Também conte algo que Deus fez em sua vida neste último ano. (Capítulo 18)

5. Paulo escreve: "Levai as cargas uns dos outros, e, assim, cumprireis a lei de Cristo" (Gl 6.2). Se um amigo querido confiar em você sobre a realidade de ele experimentar atração por pessoas do mesmo sexo, além dos conselhos que o Dr. Yuan fornece, o que mais você faria ou diria? (Capítulo 19)

6. O Dr. Yuan afirma que muitas vezes passamos a falsa impressão de que vir a Jesus significa que não teremos mais problemas. Desde que você se tornou cristão, as coisas foram fáceis para você? Conte sobre um período em que as coisas estavam difíceis; sinta-se à vontade para

compartilhar mesmo que sejam dificuldades ainda presentes em sua vida. Hebreus 11.1 diz: "Ora, a fé é a certeza de coisas que se esperam, a convicção de fatos que se não veem". Como Deus lhe deu esperança no meio da sua tempestade? (Capítulo 19)

7. Desde a nossa infância, somos ensinados a não julgar as pessoas pela aparência, mas, ainda assim, o fazemos. Você consegue se lembrar de uma ocasião em que foi julgado pelo seu comportamento (talvez até zombado por ser gay)? Você conhece alguém que talvez não se encaixe no molde masculino ou feminino típico, mas que não se identifica como gay nem sente atração por pessoas do mesmo sexo (até onde você sabe)? Além do sexo de uma pessoa, o que as palavras "masculino" e "feminino" significam para você? (Capítulo 19)

8. Quando um amigo próximo confia em você e lhe conta que sente atração por pessoas do mesmo sexo, é muito importante perguntar o que a fé tem a ver com isso. Como a fé se encaixa na sua vida diária? Como ela se encaixa no seu trabalho? Como ela se encaixa no seu dia a dia em casa, com seu cônjuge e filhos (se esse for o seu caso)? Como ela se encaixa nos seus interesses e hobbies? (Capítulo 19)

9. Erwin Lutzer explica: "O Espírito Santo nos convence dos pecados que temos estado indispostos a enfrentar na presença de Deus; Satanás nos faz sentir culpados por pecados que já estão 'cobertos pelo sangue de Cristo', ou seja, por pecados que já confessamos". Alguma vez você sentiu culpa por algo que Deus já perdoou? O que foi? Você já viu em um amigo essa convicção do Espírito Santo ou uma culpa indevida gerada por Satanás? (Capítulo 20)

10. Você já teve um mentor e foi um discípulo? Quem foi o seu mentor e o que você aprendeu? Você já foi mentor de alguém? Como foi essa experiência? Aprendeu algo com isso? Se você não tem um mentor ou um discípulo, pense em pessoas que poderiam ocupar essas posições. Aborde-as este mês e pergunte se estão dispostas a caminhar com você. (Capítulo 20)

11. A Escritura e a igreja local são aspectos essenciais da vida de um discípulo de Jesus. Fale sobre um sermão recente ou passado que teve um impacto poderoso em você. Do que ele tratava? Como ele o afetou? O que você mudou em seu pensamento ou comportamento por causa dele? (Capítulo 20)

12. Leia estas três passagens paralelas: Mateus 16.24-25, Marcos 8.34-35 e Lucas 9.23-24. Explique o que você acha que elas significam. A quem elas se aplicam? Como você pode tomar sua cruz diariamente esta semana? (Capítulo 20)

13. Qual foi a sua principal lição deste livro e do estudo em pequenos grupos?

FIEL
MINISTÉRIO

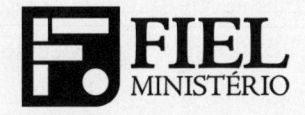

O Ministério Fiel visa apoiar a igreja de Deus, fornecendo conteúdo fiel às Escrituras através de conferências, cursos teológicos, literatura, ministério Adote um Pastor e conteúdo online gratuito.

Disponibilizamos em nosso site centenas de recursos, como vídeos de pregações e conferências, artigos, e-books, audiolivros, blog e muito mais. Lá também é possível assinar nosso informativo e se tornar parte da comunidade Fiel, recebendo acesso a esses e outros materiais, além de promoções exclusivas.

Visite nosso site

www.ministeriofiel.com.br

Esta obra foi composta em Minion Pro Regular 12, e impressa
na Promove Artes Gráficas sobre o papel Pólen Natural 70g/m²,
para Editora Fiel, em Abril de 2025.